都立松沢病院の挑戦

齋藤正彦

都立松沢病院の挑戦

人生100年時代の精神医療

岩波書店

はじめに

二〇二一年の三月、私は都立松沢病院長を退官する。本書は、職業人生の最後の舞台となった松沢病院の、一四〇年に及ぶ歴史に関する私なりの解釈と、病院長として勤めた九年間の記録である。

一四〇年の歴史をもつ松沢病院は、良きにつけ、悪しきにつけ、長く、日本の臨床精神医学を象徴する存在であり続けた。社会的な価値観を反映しやすいという精神医療の特性の故に、松沢病院の歴史的変遷は、そのときどきの日本社会を映す鏡でもあった。松沢病院の歴史について、私が新しい事実を発見したということはなく、本書の歴史記述はもっぱら先人の労作に依るのではあるが、この本のために、はじめて松沢病院の歴史に詳しく触れ、その中に、たくさんの今日的課題を見いだした。というより、一八七八年に東京府癲狂院《てんきょういん》としてスタートしたときも、今もまったく変わっていない社会の病理と精神医療との深い関わりを知って慄然とした。端的に言ってしまえば、自分たちの理解できないものを恐れ、それを目に見えないところに封じ込めてしまおうとする人間の性である。

精神病院の高い壁と鉄格子は、その外側で暮らす人が、壁と鉄格子の中の人びとはなかったことにして安心するための装置なのではあるまいか。高い壁がなくなり、鉄格子がオートロック、補強ガラスのドアになっても、それを求める人の心が大きく変わったとは、私には思えない。何かのスキャンダルをきっかけに繰り返し巻き起こる精神病院に対する批判は、世間の人びとの罪悪感の裏返しでもあると私は思う。

二〇一二年に院長に就任して以来、私は、松沢病院がもてる資源と能力を総動員して、精神障害者のために最大限のサービスを提供できるよう努力してきた。この間、ずっと私の行動原理の中心だったことが二つある。一つ目は、言うまでもなく、医師として患者のために働くということ、二つ目は、公務員として納税者を納得させる仕事をするということである。

一九八〇年、私は東京大学を卒業してその附属病院で研修を受け、八二年に都立松沢病院に移って九年間働いた。この、最初に勤務した松沢病院における経験が、私の臨床医としての基礎をつくった。私は、その時間の大半を慢性病棟の主治医として一人で過ごし、そこで、私が生まれる前から入院している患者に会い、頭にロボトミー手術を受けながら、病棟の奥に忘れ去られた患者に出会って、精神医学の非力を、自分自身の無力さを思い知った。以来、学会誌であれ、一般のメディアであれ、精神医療の革新とか、先端研究とかいった見出しに対してはいつも斜に構えるようになった。同時に、病棟医として働きながら、松沢病院の中にあるさまざまな矛盾、理不尽を目の当たりにした。しかしながら、松沢病院の長い歴史の中で、新入りの医師にできることは限られており、私は、怒りと悲しみを心の奥にしまい込んで蓋をした。

一九九一年、私は外来医長として大学にもどった。東京大学の講師は、将来、助教授、教授を目指す人たちのポストだが、私にそういう野心や能力があったわけではない。私が呼ばれた理由は、新任の松下正明教授の下で、二五年以上にわたって、外来、病棟が分裂、対立し、ときに暴力沙汰まで引き起こしていた精神科医局内の紛争を終結させ、精神神経学教室を正常化するという仕事の手伝いをするためだった。私は外来グループで研修を受けており、当時の助手はほぼ全員が、私が指導を受けた先輩たちで、政治的な信条など捨てて、紛争などに関わらなければ、とうにどこかの大学教授になっていてもおかしくない人たちだった。

病棟を自主管理していたグループは、七〇年代の大学紛争を担った人たちがそのまま残った、ガラパゴス島の生き物のようだったが、彼らが行う臨床には、心引かれることもたくさんあった。私が、公務員として云々という理屈を言うようになったのは、このときだったらしい。松下教授が、両派を合体して教室を再建した後、病棟を自主管理していたグループの中心だった富田三樹生医師の退職に際して開かれた送別会の挨拶で、富田医師本人が「齋藤君に「公務員は、納税者が納得するような仕事をしなければならない」といわれ続けて、小賢しいへ理屈だと思っていたが、ふと気がついたら、自分も後輩に向かって「税金で給料もらってるんだから納税者に後ろ指を指されない仕事をしろ」とハッパをかけていて思わず苦笑いした」という話をしてくれた。

公務員としての私の行動原理は、一九九八年に松下教授の退官と時を同じくして東京大学を辞し、その後の一四年間を民間医療機関で過ごした期間に鍛えられた。はじめの八年間、お世話になった医療法人慶成会は、大塚宣夫理事長(当時)の下、きわめて合理的な経営が行われていた。徹底したマーケティングに基づいて事業を展開し、優れたマネジメントによって追随を許さない高品質のサービス水準を維持し、同時に、安定した経営基盤をつくっていた。私は、半ば客分として過ごした八年間に、大塚理事長とそのネットワークに連なる人たちの仕事を間近で見ることができた。

医療法人の現代的な経営の他にもう一つ、大塚理事長から学んだ大切なことがある。それは、持続可能性は理想の医療の必要条件だということである。質の高い職員の生活を保障し、組織を長く存続させることができなければ、患者は安心してその医療機関を頼ることができない。

後半の六年間を過ごした医療法人翠会《みどりかい》和光病院では、院長としてはじめて経営の責任を担った。傘下にいくつもの医療、福祉機関をもつ翠会には、財務、税務、法務の専門家に加え、必要に応じて建築やＩＴの専門家が経営に関与していた。これらのプロに囲まれて、経営戦略を練ること、与えられた資源で最大限のサービスを生み出し、病院の評価を高めて収益を上げることはとてもエキサイティングな経験だったが、同時に、一時も気を許せない緊張の連続だった。自分が見通しを誤れば収益が落ち、収益が落ちれば約束したボーナスを払うことができず、次年度の定期昇給もおぼつかなくなり、職員が退職してサービスが低下し……、といった悪循環に陥るリスクと常に隣り合わせだったからである。

こうして私は二〇一二年、松沢病院にもどった。歴代の松沢病院長は大学教授や長く都立病院の経営を支えてきた大物ばかりだ。それにひきかえ、私にはアカデミアの世界における地位も、都立病院経営に関する経験も皆無だった。原動力は、若い日に感じた精神医療の矛盾や理不尽に対する怒りと悲しみである。心の奥に蓋をしてあった怒りと悲しみを解き放ち、おかしいものはおかしいと言おう、理不尽なものは理屈に合う形に変えなければならない。「僕が言ってもどうにもならない」という言い訳は、若いときにだけ許されるものだ。院長としてもどった松沢病院でできなければ、それは、自分にやろうという意思とやり抜く能力がなかったからだ。

民間医療機関の先進的で合理的な経営を経験した目には、都立病院の経営はいかにも時代遅れだ。時代遅れの経営は無駄が多く、しなくてもよい仕事のために人件費が費やされる。

公務員には、およそ人件費とか時間とかいった観念がないのではないかと思うことがある。事業を遂行するための税金の無駄遣いも目に余る。それでも平気なのは、公務員の身分が保障され、給与が保障されているからだ。

小さな民間病院の院長から、松沢病院の院長になったら責任が重くて大変でしょう、という人がいる。確かに、日本を代表する精神科病院の院長職は責任が重い。だが、こと経営に関するかぎり、これほど気楽なポストはない。都庁にいやな顔をされる心配はあっても、銀行にキャッシュを抑えられてボーナスに困るということなど絶対にないのだから。この九年間、都立だから、公務員だからというのを非効率な経営の言い訳にしてはならない、というメッセージを嫌がられるほど発し続けたのは、そうしないと、自分がこれに慣れてしまう可能性があったからである。

私は、かくして松沢病院長となり、まもなくその任期を終えようとしている。私には歴代の松沢病院長のように、日本の精神医学会を俯瞰し、大所高所から指導するような働きをする能力も経験もなかった。だから私は、病院の同僚たちと一緒に、一臨床医として、患者に近い立ち位置を守って病院の改革に取り組んだ。私たちは何をなし遂げ、何をなしえなかったのか。松沢病院は進化したのか、しなかったのか、それはまだわからない。けれども、ここで私たちの九年間を振り返ることが、これからの松沢病院、さらには、これからの日本の精神医療にとって有益なものになればよいと思う。九年に及ぶ私の挑戦はまもなく終わる。しかし、松沢病院の挑戦は、まだまだ続く。

目 次

写真撮影＝但馬一憲

1

「こころに深呼吸」——緑あふれる精神科の専門病院

こころに深呼吸

東京都立松沢病院は、東京都の西南部、世田谷区上北沢の住宅街にある。新宿から京王線でおよそ二〇分、八幡山の駅を降りて右に三分ほど歩くと病院の西門がある。

警備員の「おはようございます」に迎えられて西門を入れば、本館診療棟に向かう道が続く。左側にはケヤキ、イチョウ、右側にはメタセコイアの並木が続いている。右側の並木の向こう側には芝生の原っぱがあって、その淵に桜の木が植えられている。春には、メタセコイアの下に白いハナニラが群生し、その向こうに明るい芝生が広がる。芝生の奥に桜の花が静かに咲いている。夏は木立が厳しい日差しを遮って道行く人に一時の涼を恵み、秋になれば、ケヤキの間に植えられたキンモクセイの甘い香りが訪れる人の心を和ませてくれる。東京ドーム四つ分という松沢病院の広大な敷地内には、九四三〇本の樹木がある。ちなみにその中で最も高い木は本館診療棟に向かって右奥、建物の向こうに見えるアケボノスギで、樹高二五メートル、国宝松本城天守閣と同じ高さだ。私は、毎日、院長室の窓から、空に向かって伸びるアケボノスギを眺める。

緑陰の並木を抜けると、道は左右に広い駐車場が開けた場所に出る。ここから先は病院の本館

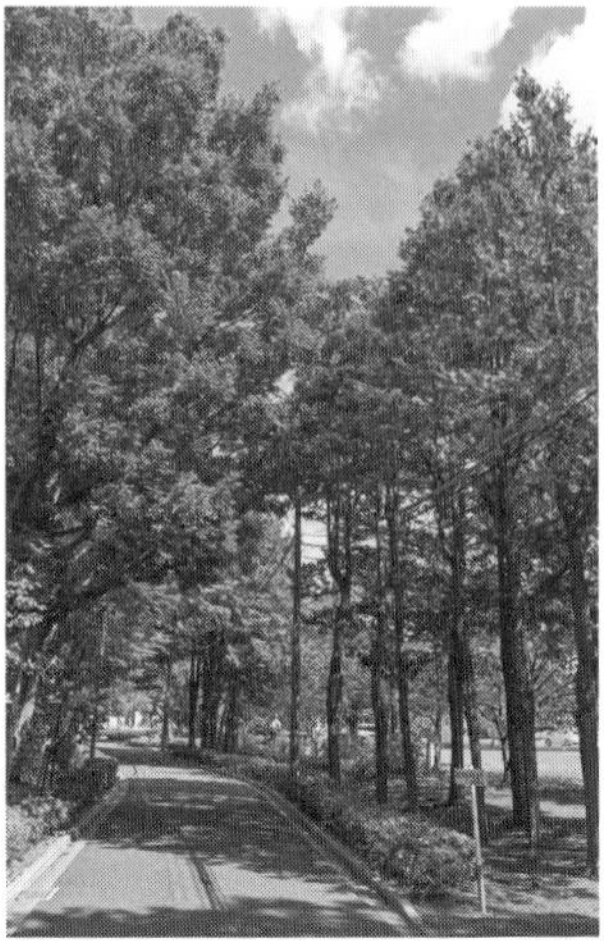

図 1-1　西門から本館診療棟に向かう道

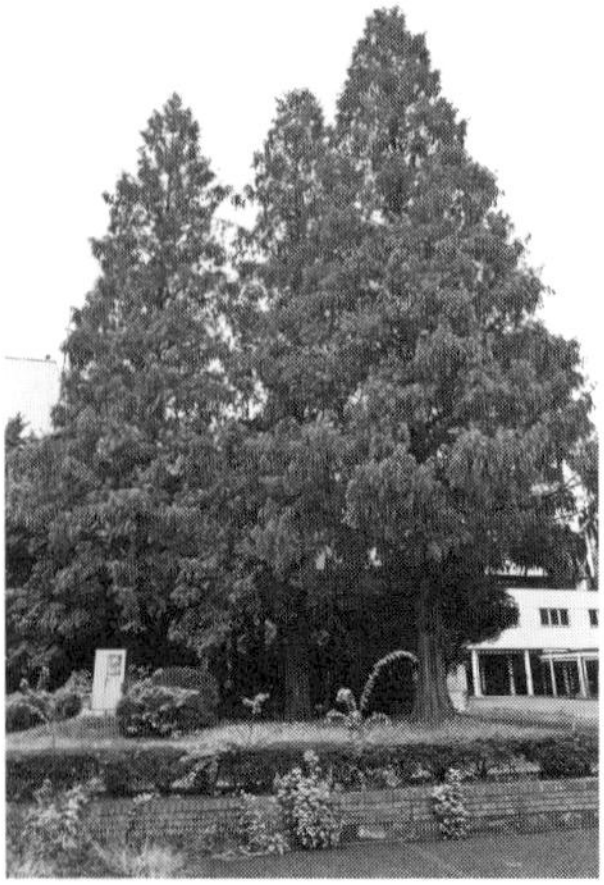

図 1-2　敷地内で最も背の高いアケボノスギ

診療棟の玄関まで、日差しの中を歩くことになる。私の足なら、駅の改札から本館診療棟まで一〇分もかからない。しかし、この道のりが高齢の患者、身体に障害のある患者には案外きつい。そこで、駅から西門までの塀にそって二つの白い鉄製のベンチが置かれ、西門から入った通路の途中、大きなアカマツの木陰に三つの木製ベンチが並んでいる。木陰を出た後、本館診療棟までの二〇〇～三〇〇メートルを、ベンチに腰かけて休みながら歩いてくる患者もいる。

さて、正面に見える七階建てのビルが本館診療棟だ。玄関を入ると二階まで吹き抜けの大きなホールがある。南側の壁面はガラス張りで、晴れた日には明るい陽光が降り注ぐ。玄関ドアの右手、天井まで続く明るいガラス窓の下にはグランドピアノがある。このピア

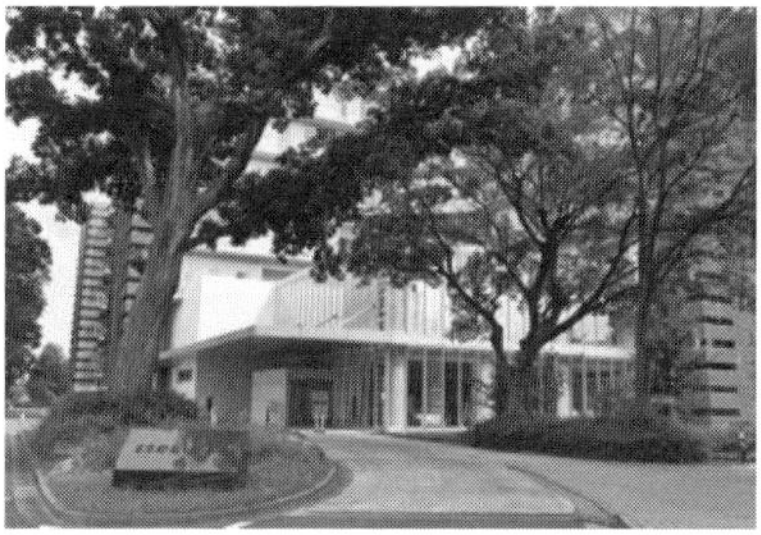

図 1-4　本館診療棟

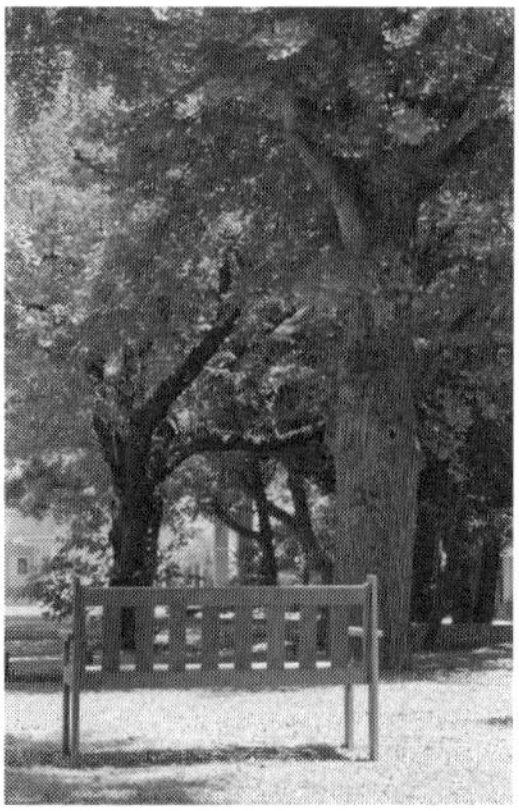

図 1-3　木陰のベンチ．
写真撮影：中村太

ノは、年に何度かここで開くロビーコンサートのために、調律されている。東京都交響楽団のメンバーも毎年一度、ここで演奏をしてくれる。ロビーコンサートには、病院関係者だけでなく、近所から聴きに来る人もある。二〇一九年春には、ニューヨークのオルフェウス室内管弦楽団のメンバーが、認知症の患者とその家族のために、演奏会を開いた。本物の音楽は、すべての人の心に、言葉を超えて大きな感動を呼び起こす。

玄関ドアの左手には大きな飾り台があって、季節に応じたディスプレイがなされる。これを書いている今週は、小さな秋の風景画と、真っ赤に紅葉したシモツケと菊を生けた壺が置かれ、背景には小さな障子が二つ立てられている。背景になっている障子は、ボランティアでディスプレイをしてくれている塚本洋子さんの知人宅を解体した際、もらい受けて修理したものだ。古い障子紙を水洗いではがし、新しい障子紙を貼って見違えるようにきれいにしたのも塚本さんだ。ちなみに、障子を立てている木の脚は、東急ハンズで加工してもらった木片に、私がニスを塗った。毎日、たくさんの患者や家族がこのディスプレイの前にたたずむ。毎週変更されるディスプレイを、その都度、写真に撮っている人もいる。今年もまもなく、クリスマスのディスプレイが飾られる。空を飛ぶ天使と、聖家族は私が粘土でつくったものだ。背景のビロードの空と、飾り台を埋めるクリスマスの花々は塚本さんの力作だ。毎年、患者や家族がそれを心待ちにしている。

　松沢病院の玄関を入る患者や家族の自尊心は傷ついている。そういう人たちが、病院の玄関ホールに飾られたディスプレイで少しでも心を和ませてくれるなら、それはとても素敵なことだ。松沢病院の精神療法は、患者が病院の玄関を入ったときからはじまる。

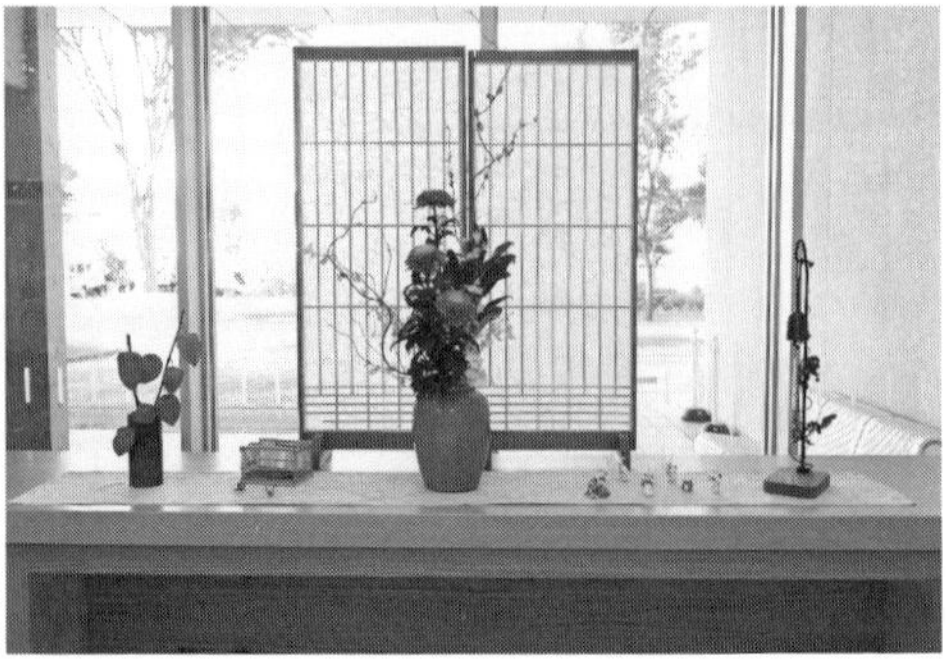

図 1-5　正面玄関のディスプレイ

小さな図書室

ディスプレイの奥は患者・家族用のロビーと小さな図書室になっている。入り口に近い本棚には、開放病棟の患者さんが借りていって読むための文庫本、その奥には外来の患者さんや家族が、しばし心を休めることができるようなグラフ誌や写真集、気の張らない随筆がある。それから、統合失調症や認知症はじめ、多くの精神疾患に関する素人向けの解説書が並ぶ。家族はもちろん、患者さん自身がこれらの解説書に読みふけっている姿を見ることも少なくない。

精神病の患者さんには病識（自分が病気だという認識）がないという人がいるが、まったく嘘だと私は思っている。統合失調症だって、アルツハイマー病だって、いちばん困惑し恐れおののいているのは本人だ。この図書室は、そういう人が、人目をはばからずに勉強できる場所だ。この小さな図書室で、いちばん紛失が多いのは統合失調症の本だ。患者さんや家族が借りていってそのままになってしまうのだろう。でもこの図書室は、本がなくなることを前提としてつくられている。なくなる本は、みんなの関心が高い本なのだ。

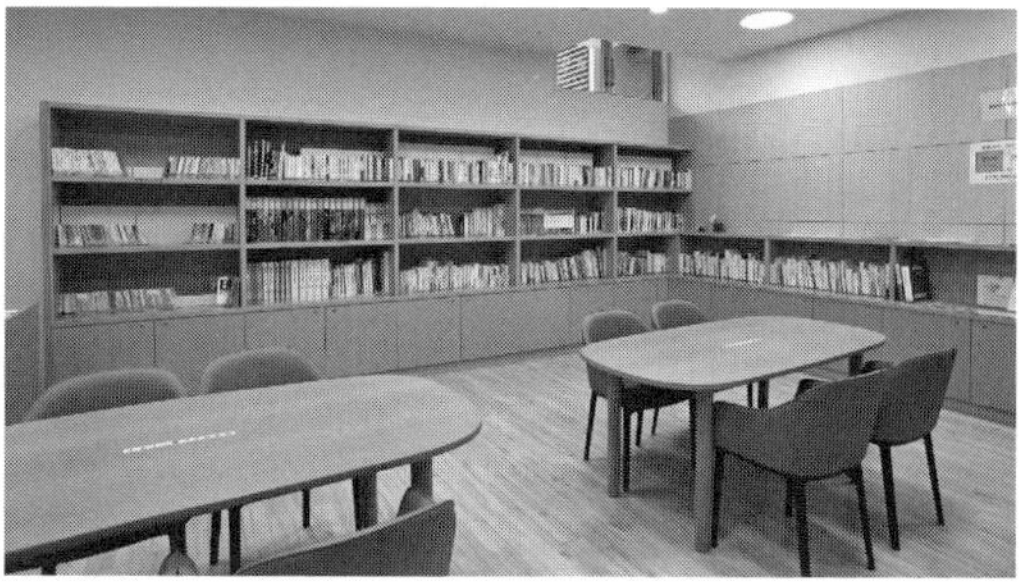

図 1-6　小さな図書室

この図書室のいちばん奥の棚には、食べ物に関する本が並んでいる。統合失調症をはじめとする精神疾患の治療には長時間を要する。二〇歳前後で発症し、一生服薬しなければならない患者も少なくない。薬の影響による食欲亢進や病気による運動不足で、メタボ体型になる患者がたくさんいる。結婚できずに生涯独身の患者も多い。食事の管理ができるか否かは、精神障害をもつ患者の一生のＱＯＬ（クオリティー・オブ・ライフ。生活の質）に大きな影響を与える。一人暮らしの患者、生活保護を受けている患者などのために、簡単に、安く、健康的な食事ができるような本がよい。コンビニで売っている物で、適当なカロリーと栄養バランスをとるための本というのもけっこう人気で、ときどきなくなる。

この図書室には、インターネットにつながるパソコンがあって、患者でも家族でも使うことができる。図書と並んでインターネットの情報も、医療を受ける場合の重要なツールになる。

さて、玄関ドアの正面、ホールの真ん中には総合案内があり、二人、ないし三人の看護師が、病院を訪れる人に対応している。松沢病院にはじめて来た人は、ここで説明を受け、次のステップに誘導される。予約のない突然の来院患者を、必要に応じてその日の急患当番につなぐのも、入院患者の見舞いに訪れた家族に対応するのもここだ。

「おはようございます」

ガラス窓と図書室以外のこのホールの二面の壁側には、医事会計や入院手続きを行う窓口が並んでいる。働いているのは、医事業務を請け負う協力企業の社員だ。毎朝、八時半にシャッターが上がると、ホールに少しずつ集まってきている患者に向かって一斉に「おはようございます」と挨拶をする。事故で京王線が止まった朝も、台風で常勤公務員の管理職が一人もいなかった朝も、定刻にホールに響く「おはようございます」は、通院する患者、家族の安心を支えている。

総合案内を経て受診の受付を済ませたら、同じフロアにある外来診察室や検査室に向かう。松沢病院の廊下には、たくさんの写真や絵が飾られていて、訪れる人の目を楽しませている。美しいものを見れば、その一瞬だけでも、病気の不安が和らぐかもしれない。

松沢病院には毎日五〇〇人内外の患者が通院し、そのうち一〇～二〇人が入院する。精神科の病院、殊に、あの松沢病院を受診するということには、患者にも、家族にも大きな抵抗がある。警察官に拘束されて救急窓口に連れてこられる患者は言うまでもないが、普通に受診する多くの患者でも、家族や周囲の人に半ば強いられて受診する人が少なくない。たとえ、自分の精神のありように不安を感じて自ら精神科の受診を思い立った人であっても、松沢病院の門をくぐるとき、大きな玄関を入り、総合受付に来意を告げるとき、受診手続きをするとき、心に痛みを感じない人はいない。自尊心がきしむ音を聞かない人はないだろう。

うつむいて病院の門をくぐるとき、警備員の「おはようございます」を聞けば、顔を上げて会釈を返すかもしれない。顔を上げた視線の先には緑道が続く。そこに咲く花のけなげな姿や甘い香りは、一瞬、患者や家族の不安を忘れさせる。明るい日差しが差し込む玄関ホールに置かれたグランドピアノは、ここで奏でられる音楽を連想させる。窓口職員の挨拶が、笑顔が、傷ついた人の心を和らげる。閉鎖病棟に息子を見舞い、悲しみと不安を抱いて家路につく母親の視線が、玄関脇のディスプレイをとらえれば、その心はいくばくか癒されるかもしれない。東京都立松沢病院の精神療法は、患者が病院の門をくぐったときにはじまり、病院を後にするそのときまで続く。病院の門を出るときは、もう一度振り向いて、さあ、深く緑の息を吸おう。

ホスピタリティーというもの

現在の本館診療棟が竣工した後、二〇一二年七月、私は松沢病院の院長となった。はじめから、病院が現在のようだったわけではない。その年の秋、通路に降り積もる落ち葉は清掃する人もなく、雨が降れば滑って危険な状態だった。私は、庶務課長を呼んで通路の掃除を依頼した。数日して、事務局長と庶務課長がそろって院長室にやってきて神妙な顔で私の前に立ち、「門から玄関までの通路のうち、院長が清掃しろとおっしゃっている並木の下の部分は財務局の管轄です」と言う。私は何を言われているのか理解できずにしばらく二人の顔を眺めていた。今はもう、この手の公務員言葉に慣れ親しんでいるから、九年前のように呆然とすることはない。

公務員言葉を理解しない読者のために意訳すると、院長が掃除しろと言っている場所は、まだ財務局から病院経営本部に引き渡されていないから、掃除をする義務も責任も病院にはない、ということなのだ。病院に来る患者の中には、身体に障害がある人、そうでなくても抗精神病薬の副作用によって健康な人のようには歩けない人がたくさんいる。そういう人がけがをしたとき、あそこは財務局の道路ですから私たちに責任はありません、とでも言うつもりなのだろうか。私にはあきれて返す言葉がなかった。

二人が去った後、通信販売で竹ぼうき七本と塵取り三個を注文し、西門警備室に置いてもらうことにした。七本も買ったのは、院長が道路掃除をしていれば、さすがにみんなが手伝ってくれるだろうと思ったからだ。翌朝から、始業前、一人で落ち葉掃きをはじめた。しばらくして、最初に手伝ってくれたのは自殺未遂の後遺症で足が悪い一人の患者だった。それからしばらくして病院の運営に関与する協力企業の人たちが加わり、最後に公務員である常勤職員が参加した。

現在、この通路は、めでたく財務局から病院に引き渡され、協力企業の職員が清掃にあたっている。それでも、朝早くからきれいなのは、門の周辺を協力企業の警備員が掃除してくれるからだ。もちろん、契約内容に門の掃除は入っていない。

本館診療棟手前に広がる駐車場で、実際に車が駐車されているのは左手の舗装された部分だけで、広い芝生の駐車場には車がない。実は、正面からは見えない病院の裏手にも広大な駐車場がある。これらの広い駐車場は、病床数に応じて法律で決められた駐車場を確保するためにつくられたものだが、松沢病院には、その四分の一ぐらいしか必要ない。松沢病院に自家用車で通院する人は少ない。そもそも、松沢病院で処方される大部分の薬剤には、運転をしないようにという注意書きがある。広大な駐車場をつくったために、夏になると強い陽光を遮るものがない。どうしてもつくらなければならないものなら、せめて、それ以外でも使えるような場所にすべきだと思うのだが、松沢病院の駐車場にはそうした配慮がない。車が止まらないのにコンクリートの車止めが並び、だれもいない駐車場の真ん中に植栽が施されている。おかげで、災害時、大きなヘリコプターが下りるためには、中央の植栽を踏みつぶさなければならない。子どもたちが、芝生の上で走れば車止めにつまずく。規則だから、という意図以外何の考えも配慮もなしにつくられているのだ。

多くの訪問者の目を慰めている玄関ホールの飾り台には、新病棟開設直後、飾るものは何もなく、台の脇に警備員が立って広いホールに目を光らせ、台の下には乱雑に車椅子が押し込まれ、ひどいときには台の上に、掃除の道具が載っていた。この台の上に花を飾りたいと言ったら、庶務課長に、そういう贅沢なことをする予算は公立病院にはないと言われた。

院長就任直後は、何を頼んでも「民間病院のような贅沢はできない」といった理屈で拒絶されたが、民間病院の厳しい経営努力を身近に見てきた私には、むしろ、都立病院経営の収支管理の緩さは、民間病院の従業員には絶対見せられないほどいい加減なものに見えた。

玄関の飾り台に、花を飾り、本来の機能をもたせることは、決して贅沢ではない。精神科の病院として、当然のホスピタリティーだ。自分で花を生けるセンスはないので、長く一緒に仕事をしてきた塚本洋子さんに頼むことにした。毎週、大きなディスプレイをつくってもらうことができるのは、塚本さんのたぐいまれなセンスと、和光市の花材屋さんの協力のおかげだ。この九年、塚本さんは、ほぼ毎週、ボランティアでこの飾り台に季節ごとの置物と生花を組み合わせた、見事なディスプレイをしてくれている。せめてものお礼のつもりが、毎年、旬に塚本さんを招いて和光病院時代の共通の友人たちと食べに行くフグ料理だ。

玄関脇の図書室も、当初はまったく本がなかった。図書室の空の本棚の向かい側の壁に並んだパソコンコーナーには、パソコンがなかった。何もない本棚は、新築マンションのショールームのようにむなしかった。パソコンのないパソコンブースを見せながら、見学者に、インターネットサービスの説明をしている庶務係長が、そこにパソコンがないことに、何の疑問ももっていないことが不思議だった。院内に使われていないノートパソコンを調達して置くように指示したときには、悪用されると困るのでインターネット接続をしてよいかどうか本部に照会すると言われて、腰が抜けるほど驚いたが、これは無理やり押し切ることにした。図書については、医局員の寄付を募った。期待していた以上の本が集まった。私も、書店に行くたび、気持ちの休まるような絵本やグラフ誌、簡単な料理のレシピ本、一般向けの精神障害に関する本などを買い集めた。自分では買わないような美しい絵本を図書室のために買うのは、私の密かな楽しみになった。

九年経った今では、それなりの図書室になったが、せっかくの図書室を専門に管理する職員はなく、医事課の職員が座って事務仕事をしている。図書室は、本だけあればいいというものではない。半日でもよいから毎日ここに座って、さりげなく患者や家族の話し相手になることを仕事と思ってくれるボランティアを探したい。

今は、松沢病院の風景に不可欠のものとなった壁の写真も、絵画も、新棟開設当時は何も用意されていなかった。無機質な壁が延々と続く廊下は、工場の廊下か倉庫の壁かといったところだった。多くの廊下に窓がないので、位置感覚が混乱し、はじめのうちは、職員でさえしばしば道に迷った。このときも、助けてくれたのは市民の善意だ。

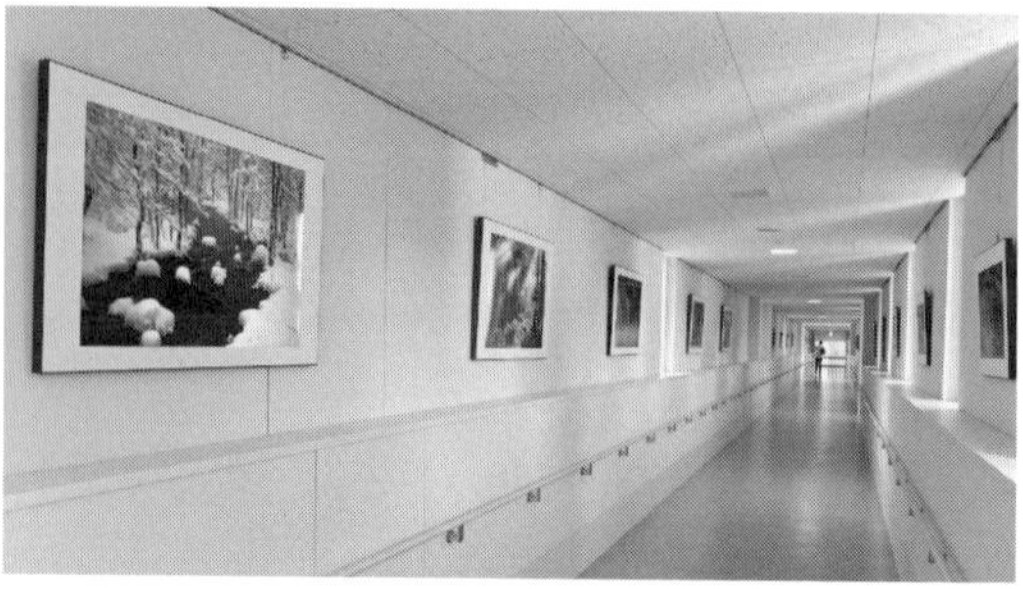

図 1-7　写真が飾られた廊下

院長になってまもない八月一三日、新興医学出版社の服部秀夫さんと、娘さんで現社長の林峰了さんが、院長就任のお祝いに病院を訪ねてくれた。雑談に、殺風景な壁に飾るものがないという愚痴を言うと、数日を待たず、服部さんから大きな荷物が二つ届いた。開けてみると、それぞれに一〇枚ずつの写真パネルが入っていた。服部さんのパネルはその後も少しずつ増えている。そのうち、看護部ＯＢである小山哲夫元師長が、郷里の風景を写したシリーズを寄付してくれた。松沢病院の廊下を飾る写真パネルの数は、二〇一七年秋の時点で二六〇枚、その後も増え続けている。

　大きな油絵も数点ある。明るい暖色で広いキャンバスを埋めた数点は、春陽会の会員だった森田賢画伯の作品だ。森田画伯は、私が大学生時代に所属していた美術クラブの指導をしてくださっていた。画伯が亡くなった後、形見分けにいただいた数点の油絵は、家に飾るには大きすぎた。今は、ところを得て行き交う人の目を和ませる。毎日、その前を通る私は、遠い大学生時代、森田先生の奥様が経営する喫茶店の二階を占領して、先生を囲んで過ごした楽しい日々を思い出す。先生は、私の卒業記念に、小さなミニチュアのパレットに、「把《たば》ねる男、齋藤国手　森田賢」と書いてくださった。私はそのとき、国手という言葉が医師の尊称だと母に教わった。あれから四〇年が過ぎた。齋藤国手は、先生が期待する男になれただろうか。

箱はつくるが中身はない、駐車場はつくるが利用の仕方は考えない。「患者様」と呼ぶが、大切にする心はない。hospital《ホスピタル》という言葉は、hospitality《ホスピタリティー》同様、ラテン語で、客を意味するhos-pitemを語源とするという。言うまでもなく、hospitalityは客に対する丁寧なもてなしを意味する。しかし、役所ほどこれらの言葉と縁遠い組織はない。そういう公務員組織の中で、訪れる人に少しでも気持ちよく過ごしてもらおうという気持ちを絶やさずにいるのは、けっこう難しい。

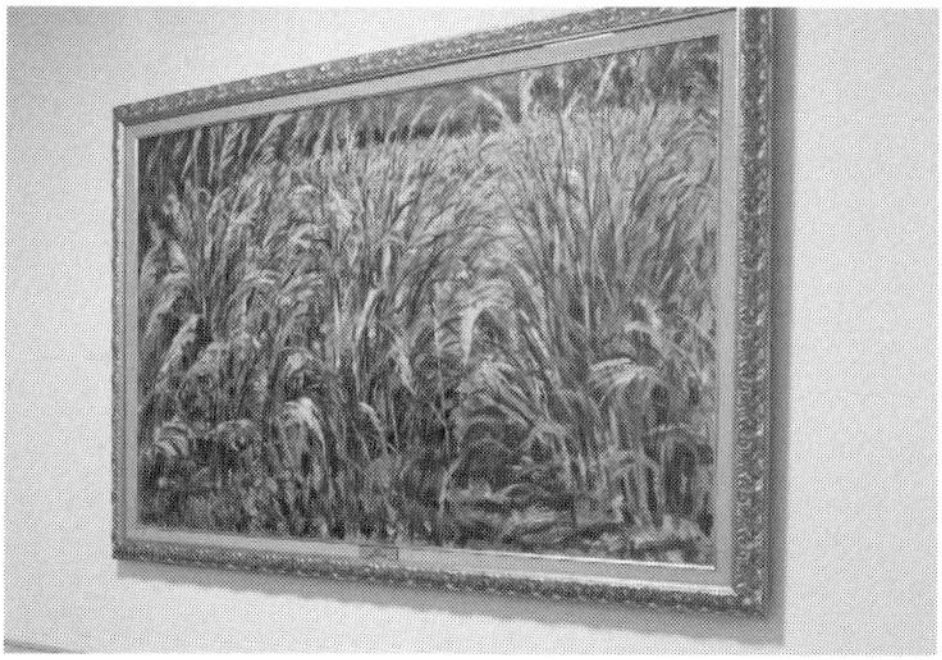

図1-8　廊下に飾られた森田賢画伯の油絵

私を支えてくれたのは、古い友人、知人、見知らぬ市井の人たちの善意だ。松沢病院のホスピタリティーは、そういう人たちによって育まれてきた。大切に守ってきたホスピタリティーは、今、病院の若い職員を少しずつ変えている。松沢病院は、ホスピタリティーあふれる公立病院になりつつある。どんなときも、患者の管理しやすさではなく、患者の使い勝手を優先して考える、という思考方法が、松沢病院のレガシーになるとよい。

2 松沢病院の歴史と日本の精神医療——一四〇年のカルテから

病院の創立前後

松沢病院の歴史をさかのぼれば、起源は一八七二(明治五)年、営繕会議所付属養育院の設立にたどり着く。営繕会議所とは、明治維新後に東京市の財源をとり扱った機関である。前身は、町人の代表が運営した江戸町会所である。緊急に備え、幕府に命じられて倉に籾米《もみごめ》を貯え、窮民へ救米を施していた。その設立から七年、七九(明治一二)年に東京府癲狂院《てんきょういん》が養育院から分かれて、いよいよ精神障害者の施設としての歴史がはじまる。

松沢病院の歴史については、岡田靖雄の『私説 松沢病院史 1879~1980』(岩崎学術出版社、一九八一年)に詳しい。岡田は、多くの資料を渉猟し、諸説を公平に分析、検討しており、「私説」とはいうものの、病院による公的な通史がない現在、病院史として最も詳細なものである。これとは別に、金子嗣郎《つぐお》による『松沢病院外史』(日本評論社、一九八二年)は、文字どおり「外史」として広い視野から病院を含む文化史となっている。ここで、詳細な歴史をたどるのではなく、いくつかのエポックを取り出し、その時代背景を語っておこう。以下、松沢病院の歴史に関する記述は、特別に記載しないかぎり、主として岡田の前掲書を根拠としている。

まず、養育院が設立された、一八七二(明治五)年とはどんな時代だったのだろう。横山百合子『江戸東京の明治維新』(岩波新書、二〇一八年)によると、維新以前の江戸は、徳川幕藩体制の下で一〇〇万人の人口を擁する秩序のある町だった。しかし江戸幕府の倒壊は、江戸、東京の様子を一変させた。大名とその家臣団が次々と領国に帰還し、旗本・御家人層は崩壊したから、東京の武士人口は減少し、江戸市内の広大な武家地は、主を失って荒廃した。武士がいることによって生活が成り立っていた比較的貧しい町人層、武家に奉公していた人たちは職を失い、流民化する者も少なくなかった。くわえて、脱藩浪士や、近隣の村々の窮民が、無秩序に東京に流入したため、東京の治安はなかなか収まらなかった。

松山恵『都市空間の明治維新――江戸から東京への大転換』(ちくま新書、二〇一九年)によると、一八六九(明治二)年、「市中町人貧富差別人数高」という名の人口調査が行われた。これは、東京の町民人口およそ五〇万人を、貧富の差で区分したものである。借地を含め、自家に住む「富民」一九万六六七〇人、借家人である「貧民」二〇万一七六〇人、飢饉などのとき公的扶助を要する「極貧民」一〇万三四七〇人、救育所入りを希望する「極々貧民」一八〇〇人と分類している。

前掲の横山によると、これとは別に、所在が確認できない最下層の人たちもいた。同一八六九(明治二)年、東京府が関東八州の非人頭(非人の取締りにあたった非人の長)であった弾内記《だんないき》に命じて行った、無宿人、物乞いの調査がある。これによると、当時の東京には、弾が統括するいわば公認の非人、物乞いのほかに、誰の統括も(したがって庇護も)受けない「野非人」約五〇〇〇人、身体障害者約一〇〇〇人、無宿非人約四五〇〇人、合計でおよそ一万人の最下層民がいると報告されている。

こうした状況の下で、明治政府は、豊かな町民、新政府の官吏を江戸城に近い優良な武家地に集めるとともに、貧民以下を周辺地域に隔離することによって東京の秩序を回復しようとした。一八六九(明治二)年、政府は、職をもたない約六五〇〇人の窮民を、下総《しもうさ》にある小金牧《こがねまき》(牧場)に動員して開墾にあたらせたり、住人のいなくなった武家地のうち、交通の便の悪い場所を桑畑にすべく開墾させたりして職を与えると同時に、市中から排除しようとした。一方、開墾に耐えられない窮民には、三田救育所(六九年四月開設)、麴町救育所(同年九月開設)で手作業を教え、そうした作業もできない老人、子ども、病人は高輪救育所(同年九月開設)に収容した。

しかしながら、小金牧開墾に動員された人の大部分は一〜二年で逃亡し、武家地を桑畑に変える政策もまもなく頓挫する。高輪救育所では、数か月のうちに、入所者九五五人中七九人が病死、三〇七人が逃亡した。これらの施設は、「救育所」とは名ばかりで、窮乏民のうち、労働を期待できない人びとを新しい東京の町から排除し、富裕な人、支配層から見えない場所に囲い込む機能以外をもたなかった。

これらの救育所は、身分制度の改革にともない、一八七一(明治四)年には開設後わずか二年で閉鎖された。救育所の閉鎖後一年、七二(明治五)年、東京府は、路上の乞食、浮浪者を収容するため、営繕会議所に指示して養育院を設立した。翌年に予定されていたロシア皇太子アレクセイの来日に備えて東京市中の見てくれをよくしようとしたという指摘があるが、皇太子の来日はきっかけに過ぎず、東京の治安を確立するために、こうした人たちを社会から切り離し、見えないところに隔離しようとする救育所以来の政策の流れだと言うべきかもしれない。

東京府癲狂院時代、呉院長の誕生まで

養育院は当初二四〇人を収容し、その管理は非人頭に任された。開設翌年の一八七三(明治六)年には、上野護国寺跡に移り、行路病者、捨て子等も収容するようになり、収容人数は増加していった。収容者の中には精神に障害をもつものも少なくなかったので、養育院の中に、癲狂室がつくられた。その規模は徐々に拡大し、七七(明治一〇)年には、癲狂室を癲狂院として改組、七九(明治一二)年、養育院本体が新しい神田の施設に移転するにあたり、癲狂院だけが取り残され、東京府癲狂院として名実ともに独立することになった。ただし、院長は東京府病院の長谷川泰が兼務した。松沢病院の最初の一歩は、時代から取り残された弱者を隔離し、社会の目の届かない場所に囲い込む政策によってはじまった。東京府癲狂院は、養育院という弱者の収容施設から、さらにはじき出された精神障害者の施設であった(図2-1)。

癲狂院は独立当初、およそ六〇人の患者を抱えていた。各病室は現在の隔離室のような構造で、男女の別なく並んでいた。金子の『松沢病院外史』によれば、独立時の備品として手錠六〇個が

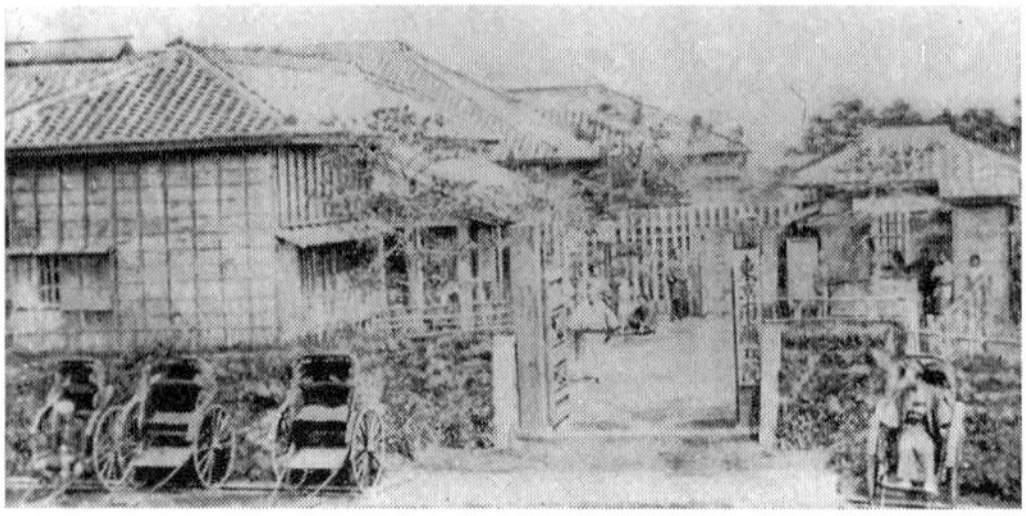

図 2-1　東京府癲狂院．日本精神医学資料館（松沢病院内）蔵

記されており、手錠による拘束が日常的に行われていたことがうかがわれる。後に院長となる呉秀三《くれしゅうぞう》は、当時の状況について「病室ノ如キモ男女区別ナク相雑《あいまじ》リテ室ヲ占メ患者ニハ都《むれ》テ圧制ヲ加ヘテ鎮静ヲ計ルモノ、如ク又非常ニ錯乱セル患者アリテ自己ノ糞尿ヲ塗抹翫弄《がんろう》シテ臭気甚《はなはだ》シク室内及ビ衣服ノ不潔ヲ極ムルモ掃除ノ定日来《きた》ラザレバ観過シテ手ヲ下サズ極端ニ言ヘバ恰《あたか》モ動物ヲ飼養スルノ観ヲナシタリ」と記している。

癲狂院は、収容者数の増加に対応するため、一八八一（明治一四）年に本郷東片町（定員一五〇人）、八六（明治一九）年には小石川区巣鴨駕籠町に移転した。八七（明治二〇）年、初代の東京帝国大学精神医学教室教授となった榊俶《さかきはじめ》が、第三代院長に就任すると、八九（明治二二）年、東京府癲狂院は、東京府巣鴨病院と改名された（図2-2）。

榊は若い日に癲狂院を訪れた日を思い出し、「興奮躁暴甚シキ患者ハ（拘束衣を着せられたまま）隔離室ニ投ゼラレテ久シク運動ノ自由ヲ得ザルモノアリキ」と回想している（金子、前掲書）。榊の在任中、一八九六（明治二九）年の記録には、病檻と呼ばれる小さな檻に入れられている患者三八人、手に革製の強縛具を使用している患者二六人、足に革製の強縛具を使用している患者九人、

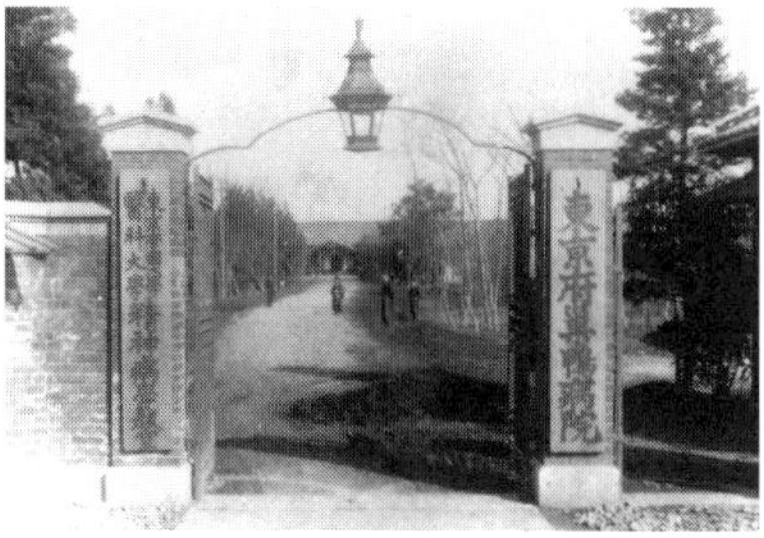

図 2-2　東京府巣鴨病院．日本精神医学資料館(松沢病院内)蔵

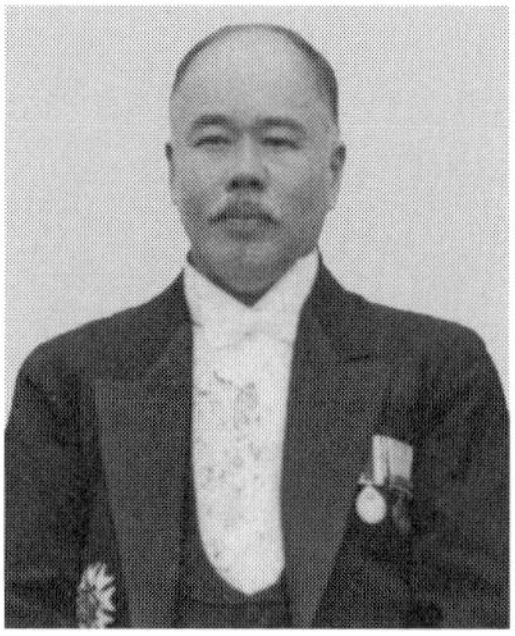

図 2-3　呉秀三．日本精神医学資料館(松沢病院内)蔵

手足に革製の強縛具を使用している患者一五人、夜具で簀巻きにされている患者二人の合計九〇人(全入院患者のおよそ一一・六%)の患者が、延べ一四七回の拘束的処遇を受けていたと記されている。榊は、「強迫的対応」を排し、院内に運動場をつくる、音楽会を開く、隔離室の構造を改善するなどして、収容者の処遇向上に努めるが、志半ば、九七(明治三〇)年、三九歳で急逝した。

榊の急逝を受け、東京府と東京帝国大学は、法医学教授だった片山國嘉《くによし》を第四代院長にあてると同時に、呉秀三を榊の後継者としてドイツに留学させた。呉は一九〇一(明治三四)年に帰国、精神医学教室の教授に就任すると同時に、巣鴨病院医長となった(図2-3)。当時の巣鴨病院は、院長を置かず、医長と事務掛長の二頭体制で管理されていた。

この間の社会の出来事として、相馬事件と精神病者監護法について触れておきたい。相馬事件は、一八八七(明治二〇)年に起こった旧中村藩主、相馬誠胤《ともたね》が精神病を発症し、自宅座敷牢に幽閉されたことに端を発する。旧藩士、錦織剛清が、誠胤の幽閉は不当であるとして、家令の志賀直道(志賀直哉の祖父)を告発、誠胤が東京府癲狂院に移された後には、錦織が院内に潜入して一時的には誠胤を連れ出すことに成功するなど、センセーショナルな事件となった。このとき、榊が、東京医科大学のお抱え医師であったベルツと連名で精神鑑定を行っている。

この事件をきっかけに、座敷牢に幽閉される精神障害者の問題が耳目を集めるようになり、一九〇〇(明治三三)年、精神病者監護法が制定された。この法律により、精神病院や私宅(施設を含む)に精神障害者を監置する場合は、医師の診断書と警察署の命令が必要となった。

この法律は、後になって精神障害者に対する悲惨な私宅監置を認めたものとして批判されるようになる。しかしながら、そもそも、当時、東京、京都、大阪以外にほとんど精神病院がない状況であったから、私宅監置はやむを得ないものであった。法医学者であり呉秀三の留学中、医長(院長)をつとめていた片山國嘉(一八五五~一九三一)は、「当時の民法には精神病者の扶養義務者に関する明確な法文なかりしが故に、之を監護法中に明記して以て、民法上に存せし欠陥を補足せんと務めたるなり」とし、この法律を「之を以て、現行監護法は其制定当時に於て私宅監置と扶養義務者と此二点のみを主体として作られたるものにして初めよりして甚だ不完全なる法律を免れず。唯纔《わずか》に他日完全なる精神病者法及び精神病院法の制定せられるまでの一時の応急姑息の法律たるに過ぎざりしもの」と評している(金子、前掲書)。少なくとも、この法律以前には、外部の目のまったく届かないところで行われていた私宅監置に対して、公権力が一定の関与をするようになったという点では評価すべきものであると私は思う。

呉秀三の改革

呉秀三が赴任する前後の病院の内情について、岡田は『私説 松沢病院史』に興味深い二つの文献を紹介している。男性の私費患者が書いたとされる「東京府巣鴨病院」と題された一九枚和紙綴り原稿(明治三一年一二月一六日、五区二号室患者)と、一九〇三(明治三六)年の読売新聞に連載された「人類最大暗黒界瘋癲《ふうてん》病院」の中の「府立巣鴨病院」の記述である。

患者による「東京府巣鴨病院」には、看護人、事務員、出入りの商人が結託して患者家族をだまして暴利をむさぼっている。看護人が患者に暴行をはたらく、興奮した患者を裸にして雑巾を洗う汚水瓶につける、布団にくるんでつるす等、「患者ヲ取扱フ事牛馬ノ如クナル」とする一方で、看護人の待遇はあまりにひどいので、患者搾取もやむを得ないといった記載がある。当時の看護人について「資格無学ニシテ挙動帳ニ記入シ得ルモノ全看護人中僅カ十数名アルニ過キズ」とする。医師については「医員ハ極メテ怠惰ニシテ医長閣下回診アル時ノ外殆《ほと》ント回診セシ事ナシ故ニ看護人増長シテ患者ヲ虐待スル事非常ナリ患者ハ不時ノ診察ヲ請求スルモ容易ニ診察ヲ受クル事能《あた》ハズ看護人ノ患者ヲ負傷セシムルモ黙許セルガ如キ観アルハ恰《あたか》モ事実上医員ガ殺生ノ権ヲ看護人ニ与ヘタルニ等シ」として、医師の怠慢を非難している。この手記を書いた患者は、旧制高校の学生、または卒業生と推測されている。

読売新聞の「人類最大暗黒界瘋癲病院」は、一九〇三(明治三六)年五月七日から六月二〇日の間に連載された。府立巣鴨病院と、当時、東京府下にあった七つの私立精神病院の実情を暴いた、九回の連載記事である。これは、呉着任後の記事であるが、取材の時期はわからない。記事は巣鴨病院について「設立後狂人の別天地として社会に遠ざかり、何等の刺激を与ふる者無かりしより、種々の弊害殆んど痼疾《こしつ》[著者注＝久しくなおらない病気]となり、根本的改革を施すにあらざればバ、大切の患者を托するに忍びざるなり」とする。さらに、「本院に於て専ら詰責すべきハ、府庁の怠慢其職を尽さゞると、事務員看護人等の不正乱暴等なりとす」と、東京府史員の怠慢を責めている。具体的には、事務掛長が部下の怠慢や、看護人の患者虐待にはまったく頓着なく、財政緊縮にのみ熱心で、患者の食費を削っていること、部下の事務員は、空床があるのに満床と偽って患者を断る、看護人は上司に贈賄しないと実入りの少ない公費患者の担当にされるので、患者の食事を食べて自分の食費を浮かし、贈賄にあてている、医員は、地方から紹介状をもってきた患者の入院を断り、気脈を通じた私立病院に患者を送っては高級料亭で接待を受けている等々と、職員それぞれの不当な行動を糾弾している。患者の乏しい給食の上前をはねることも珍しくなく、「巣鴨病院の牛乳ハ飯より製す」として、半分以上を看護人が飲み、残りを残飯の米と水とで割って患者に与えていると報じた。各病院に関するまとめを記した記事では、府立巣鴨病院について「官衙的の積弊増長して、医局、薬局、会計、看護人等各自職掌によりて党派を結び反目嫉妬の極、互に責任を譲り合ひ、甚しきハ院外の者より賄賂を貪り、已れが管理する病院の盛衰を度外に置き、院規をして益々紊乱《ぶんらん》［著者注＝乱す］せしむるもの、巣鴨病院即ち是なり」と、きわめて手厳しい。

さて、一九〇一（明治三四）年、ドイツ、オーストリア留学からもどった呉は、東京大学精神医学教室教授、東京府巣鴨病院の医長に就任する。着任早々、呉は、手革足革の使用を禁じるが、それが徹底しないと知るや、翌〇二（明治三五）年には、院内にあった手革足革を集めて焼却した。その結果、この年に、手革足革の使用はゼロになった。同時に、狂騒室（現在の保護室）の採光を改善、面積を拡大し、室内にあった便壷を塞ぎ、格子の下から食膳を入れるための小窓を塞いだ。これによって、排泄のときは看護人が付き添って部屋を出、食事のときは看護人が室内に入って食事の世話をせざるを得ず、興奮した患者が狂騒室内に放置されることを防ごうとした。さらに、院内の清潔、伝染病対策を進め、室外運動、郊外運動など患者の身体管理にも意を注いだ。

一方、呉は看護人の資質向上に努め、一九〇二（明治三五）年から採用試験に読み書き、作文、算術の試験を加え、看護学を学んだ経験のある者には看護学の試験も行って、看護長には看護学を学んだ者をあてるようにした。〇六（明治三九）年には、看護講習生の第一期生九人が卒業、このうち八人（九人のうち一人は男性であったため、看護婦の免許を得ることができなかった）が東京府から看護婦免許を与えられ、現在に続く、松沢病院の「看護」がスタートした。

しかしながら、呉のこうした改革には各方面から強い抵抗が起こった。一九〇三（明治三六）年、東京府は、「昨今の相次ぐ患者の逃亡」は、「現医長が患者の治療放縦主義」の結果だとし、内訓を発して呉の患者対応の根拠についていちいち批判を加えた。東京都公文書館の「明治卅六年文書類纂・衛生」に残る、この内訓の説明は、

1　看護人による暴力を禁じ、優しく説諭せよと言うが、看護人による患者虐待は管理不行き届きの問題であって、必要な場合、威嚇、腕力を用いるのを許すのは当然である。

2　逃亡される方が、患者を威嚇したり暴力を振るうよりましだとするが、これは精神病者監護法の趣旨に反する。

3　公衆に対する危険の予防は警察の仕事であって病院の仕事ではない、病院の目的は治療であって監置ではないというのは、法律の誤解も甚だしい。患者の収容は監置義務者が命じられた義務の代行であり、義務者が監護法によって負う義務は、監置の義務であって療養の義務ではない。

4　呉は、欧米ではこういうものだというが、外国の例は参考にするだけで鵜呑みにするものではない。

とする。内訓は「要スルニ精神病者ノ監護上監置ト療養ノ二者ハ片廃スヘカラサルモノナリト雖トモ監置ハ主トシテ公益ノ為メニシ療養ハ専ラ私益ノ為メニスルモノナルカ故ニ主従ノ別軽重ノ

差自ラ存スルアリ乃チ患者ノ療養ハ監置ノ実行ヲ妨ケサル範囲内ニ於テ之ヲ行ハサルヘカラス」と結んでいる(岡田、前掲書)。

病院とは名ばかりで、社会の安寧のための監置が主目的であり、療養は、監置の妨げにならぬ範囲で行えという指示である。文面を読めば、東京府をしてこの内訓を発せしめたものは、単に離院患者が増えたことではなく、院内にあって呉の方針に異を唱える者が、東京府を動かしたと思わざるを得ない。呉の、威嚇、暴力の禁止が一部の古い看護人の反発を買ったとしても、「資格無学ニシテ挙動帳ニ記入シ得ルモノ全看護人中僅カ十数名アルニ過キ」ない看護人が府庁を動かしたとは考えがたく、当時は医長と並列だった事務掛長以下、府の吏員による内通と考えざるを得ない。呉は、この内訓の翌年、一九〇四(明治三七)年に医長、事務掛長の二頭体制を廃し、院長が全体を統括する院長制にもどした。

巣鴨病院の改革と並行して、呉は、東京帝国大学精神神経学教室の部下たちを指揮して、全国に私宅監置されている精神障害者の実情調査を進めていた。精神病者監護法は、私宅監置に一定の枠をはめたとはいうものの、視点を変えれば、医師の診断書を添えて監置の命令さえ手に入れればその後の私宅監置は家族任せに近く、言ってみれば法律が患者の意思を無視した私宅監置にお墨付きを与えてしまったということもできる。

呉は一九一八(大正七)年、全国の私宅監置の調査を終え、結果を内務省衛生局に、堅田五郎との共著で「精神病者私宅監置ノ実況及其ノ統計的観察」を提出した。報告を受けた内務省は、同年、この報告書を印刷するよう指示を出した。この報告書の中にある「我邦十何万ノ精神病者ハ実ニ此病ヲ受ケタルノ不幸ノ外ニ、此邦ニ生レタルノ不幸ヲ重ヌルモノト云フベシ」という呉の言葉は、今日なお、日本の精神医療の貧困を訴える言葉としてしばしば引用されている。

一九〇三(明治三六)年の東京府内訓と、このときの内務省の対応には隔世の感がある。内訓から一五年、日本社会は、大正デモクラシーの最盛期を迎えていた。一八(大正七)年九月、寺内内閣が倒れ原敬が組閣する。翌一九(大正八)年三月二七日、呉の悲願であった、精神障害者を病院に収容して治療することを定めた精神病院法が成立する。同法は、内務大臣に、各道府県に公立精神病院を設置するよう命じることができると定めた。

精神病院法成立と同じ一九一九(大正八)年一一月七日、巣鴨病院は現在の所在地である荏原《えばら》郡松沢村に移転し、東京府立松沢病院となる。呉は、移転に際し、患者一人当たり一〇〇坪の土地を要求し、この地に七万坪の土地を与えられた(巣鴨病院の敷地面積が一万五〇〇〇坪)。当時の松沢村は、一八八九(明治二二)年、明治政府が敷いた町村制にしたがい、この辺りにあった上北沢村、赤堤村、松原村、世田谷村が合併してできた村である。関東ローム層に覆われた海抜四〇〜五〇メートルの台地の一角を占める比較的乾燥した畑作地帯であったが、あちこちに沢や泉があって水脈にも恵まれていた。この豊富な水と、京王電鉄による交通の便が、移転地を決める際、重要なポイントとなった。

移転当時の松沢病院正門は、現在、京王線の線路に向かって残っている北門である。開通したばかりの京王電鉄は、病院の開設に合わせ、その正門前に松沢駅を新設した。当時の写真を見ると、京王線松沢駅を出れば、そのまま松沢病院正門、といった配置になっている(図2-4)。患者や家族の中には人目をはばかり、松沢駅を避けてわざわざ前後の駅で下車して歩く人が少なくなかったという。

移転当初、一八棟の平屋建ての病棟がつくられ、おのおの、建物に囲まれた中庭があり、患者

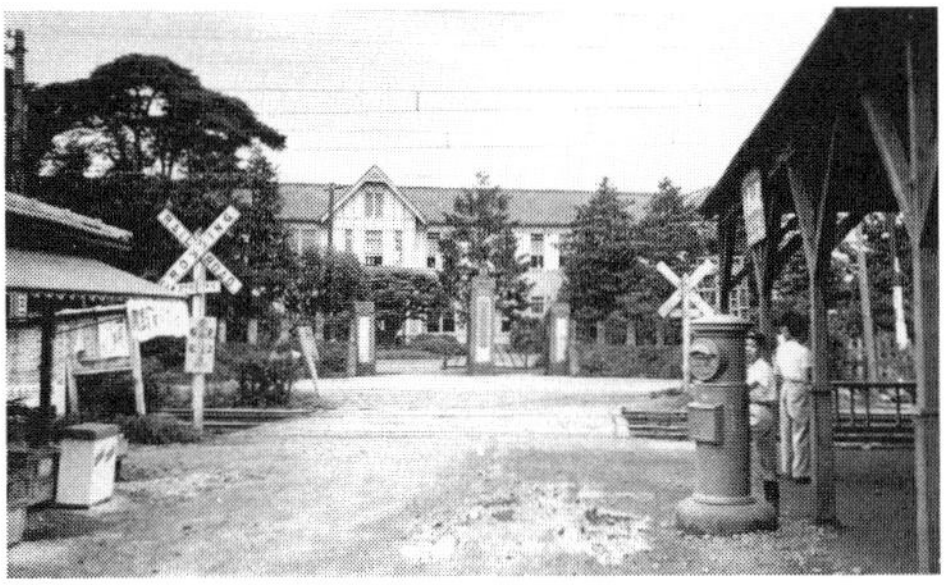

図2-4　移転当時の松沢病院．日本精神医学資料館(松沢病院内)蔵

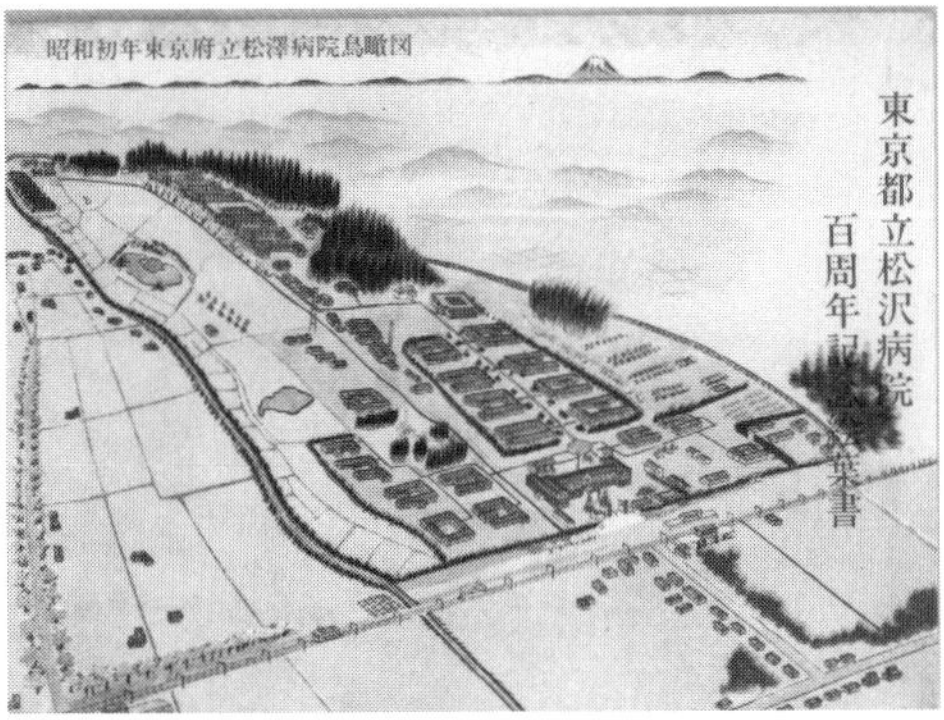

図2-5　昭和初年東京府立松沢病院鳥瞰図(百周年記念葉書)．日本精神医学資料館(松沢病院内)蔵

は自由に外気に触れることができるようデザインされていた（図2-5）。周辺にも高い塀の代わりに土塁を巡らし、その上に生け垣をつくらせた。敷地内には、畑四八〇〇坪、水田五七〇〇坪、畜産用地二六〇〇坪、園芸専用地一八〇〇坪、庭園九七八三坪があり、病棟の他、男性患者用工作場（封筒貼り作業所）、女性患者用工作場（裁縫作業場）、大工工作場、印刷所、作業患者浴室、牛舎、鶏舎（三棟）、豚舎（八棟）、屠殺場、畜産物置、園丁詰め所、農夫詰め所、試験動物舎、女性患者洗濯場を合わせて三四七・一八坪の建物が配置された。

　呉は、留学中に目にした、広大な敷地に小さな病棟が点在し、患者と職員が農耕を中心とする作業にいそしみながら病を養う精神病院を、松沢の地で実現しようとした。当時、呉の下で、作業療法を指揮した医師、加藤普佐次郎は、「我が国に於ける精神病院の現状を進歩、発達せしむるには、作業療法を励行するが、最も有利であると思ふ」とし、患者の逃亡を見張る看護人と逃亡を企てる患者という関係から、農場・工場の指導者と働く人の関係の中に、治療の可能性を見いだそうとした。また、松沢病院に勤務し作業療法を中心に治療にあたった菅《かん》修は、精神病院はその成り立ちからして、精神病患者を恐れ、それを社会から排除しようとする意図から生み出されているとし、いやしくも病院という名のつく以上はまず、なによりも病人のための病院でなければならないと書いている。菅は、逃走を防ぐ設備、制度は至れり尽くせりと言ってもよいが、松沢病院といえども、対患者の設備、制度は著しく遅れており、患者の大多数は、食うことと寝ること、ふろに入ることが生活のすべてになっているが、精神病患者にも、われわれと同じように欲望があり、感じがあるとして、呉による改革の方向を支持した。

こうした時期、一九二三(大正一二)年九月一日、関東大震災が起こる。松沢病院でも全壊六棟を含む被害があり、七百余人の患者と職員が病院敷地内に野営を強いられた。このときの患者たちの行動について、看護夫見習いだった前田則三は、「それまで一見痴呆のような状態にあった人々、妄覚や妄想のとりことなって、孤立無為の生活をしていた人々が、にわかに正気にかえって、自分のため、友のため、病院のために働きはじめました。(略)震災後数ケ月は、全患者の半数に近い人々が、作業治療の名で、倒壊した建物の跡片付けや、震動のため辷り落ちた屋根瓦の始末をはじめ、緊急なおおくの労務を、労働者が払底していた時に、彼らにかわって片付けました」と記録している。

話がそれるが、当時、医員として勤務していた内村祐之《ゆうし》は、後になってこのときの体験を次のように記している。

震災後の病院の管理の上で最も困難だったのは、強い余震の連続で、いつ倒れるかわからぬ病棟内に患者を収容することができず、数日にわたって、患者を屋外で保護せねばならぬことであった。当時は精神病院に対する警察の監督がきびしく、一人の脱院患者にも神経をとがらせたほどだから、七百人の患者を夜通し、屋外で安全に保護することの困難は、言語に絶するものがあった。

なおその上に、例の朝鮮人襲撃のうわさが松沢病院付近にまで流れ、平時なら到底信じられないような「松沢病院襲撃」のデマまでが、真剣に心配されたのである。暗闇の中に、近所の警防団が怪しい人を追う喚声が何度となく聞こえてくるといった状況であった。(中略)

精神病理学的に見て、この関東大震災の与えた大きな教訓は、驚くべき速さで行き渡った「流言蜚語」であったろう。武蔵野は元来、竹やぶの多い所であるが、私が徒歩で病院と自宅との間を往復していると、所々に関門ができていて、竹やりを持った警防団員が、一々通行人を調べるのである。そこで、できるだけ正確な発音で応答して、通してもらうのだが、その時の気持ちは、こっけいな中にも何か真剣なものがあって、われわれ自身、流れているうわさを完全に否定することができなかった。毒物を投げ入れた井戸には特別なマークが付いているから注意せよと言われれば、やはり、自分もよく調べるといった心境であったのである。

(内村祐之『わが歩みし精神医学の道』みすず書房、一九六八年、二七〜二八頁)

さて、呉の改革はどれほど松沢病院を変えたのだろう。岡田は、呉改革は精神科の医局の中には十分に根づかず、いわば医者抜きで、看護科によって支えられるものであったとする。呉の後に院長となった三宅鑛一《こういち》は、座談会「我が国精神神経病学発展の跡を顧みて――三宅名誉教授を囲んで」の中で「看護人の心構えを指導するのに清水看護長等の力は大したものでした。(中略)巣鴨病院や松沢の病院では他で困つた人を収容すべしとの呉院長のお考えでしたから、随分暴れん坊が入り、清水看護長は死を賭して働かれたことが一再ではありませんでした」と回想し、呉改革の中枢が看護長を中心とする人びとだったことを示唆している。現在、日本の精神科病院における作業療法の父として、あるいは呉改革を支えた片腕として評価の高い医員、加藤普佐次郎も、当時は「もっこ医者」と呼ばれて仲間からさげすまれたという。また、医員、岡崎昌が、自著『癲狂院より』（洛陽堂、一九一九年）の中に書き記した次の一節は、当時の医師のありようをよくあらわしている。


自分が此癲狂院へ来て間もない時の事、宿直室の火鉢を囲んで医局の先輩D氏と種々な雑談に耽つて居た。すると宿直室の戸を開けて看護婦が息を切らして這入つて来て、

「××さんがいけなくなりました」

と言つた。

「死んぢやつたかい。待て〳〵、今に俺が脳天に穴をあけてやるから」

之が先輩のD氏の看護婦の報告に対する返事であつた。

死んだ病人は施療患者で、解剖承諾のものではあつたが、それでも、一人の人の死が、かう迄無雑作に取扱はれるものかと、自分は尠《すくな》からず驚いたのである。

（中略）

併かし其時以来、自分は如何なる患者の死に対しても、全く冷然として居ることが出来る

様になつた。今も研究室で脳の切片を染色して居ると、

「××さんが呼吸困難で御座いますが」

と云つて、報告して来たが、

「アアさうですか」

と云つた儘、仕掛けの仕事を続けて居て、夕方退出の時刻になると、危く打忘れて其儘帰らうとした処であつた。


岡崎の記述からは、先輩医師や、自分自身のありように対する一片の後ろめたさも伝わってこない。

さて、松沢病院を取り囲む社会情勢は大きく変化しつつあった。一般大衆が大正デモクラシーのあだ花に酔ううちに、時代は、戦争に向かって加速していく。呉が待望した精神病院法ではあったが、その後の軍備増強のあおりで、道府県別精神病院の設置は進まず、私宅監置も第二次世界大戦が終了するまで続くことになる。

戦時下の松沢病院

一九二五(大正一四)年、三宅鑛一が第六代院長に就任した。同じ年、治安維持法が制定された。一九二八(昭和三)年には特別高等警察が組織されて、日本は戦争への道を一直線に進みはじめる。二

九(昭和四)年四月、内務省警保局長から府県長官あてに、精神病者が東京に流入しているという危惧から、調査の便を図るためとして、各府県に在住する精神障害者の指紋原紙をつくることが依頼される。三一(昭和六)年には、満州事変が起こり、中国大陸での戦火拡大に歯止めがかからなくなる。三五(昭和一〇)年三月、満州国皇帝来日を口実に、警視庁衛生部長から松沢病院長、各私立精神病院管理者あてに、精神病者が公安を乱すことがないよう監視を徹底すること、精神病者の逃亡防止に努めること、公安上危険があると考えられる精神病者を退院させるときは、あらかじめ所轄警察署長に届け出ることなどについて依頼があった。

一九三六(昭和一一)年、不穏な時代背景の中、内村祐之が第七代の院長に就任した。翌三七(昭和一二)年には日華事変が起こり、日本は破滅に向かう下り坂を転がり落ちていく。三宅、内村時代の精神医学上のトピックスとしては、三五(昭和一〇)年のインシュリンショック療法、三七年カルチアゾール療法、三八(昭和一三)年の電気ショック療法導入がある。松沢病院に導入されるのは、終戦後のことになるが、ヨーロッパでは、ロボトミー手術がはじまっている。生物学的な精神医学治療がはじまった時期でもあった。

治安維持法が改正された翌年、一九二九(昭和四)年、日本共産党の党員で特高に逮捕されていた伊藤千代子が精神に変調を来して松沢病院に入院、一か月ほどで死亡した。

松沢病院医員であった野村章恒によれば、一九二五(大正一四)年から三五(昭和一〇)年までの一〇年間の全退院患者三一五〇人のうち、拘禁性精神病と診断された者が三〇例(〇・九五%)あった。

拘禁性精神病による入院が増えた原因について野村は、「昭和三年以後ノ共産党事件ニヨル被告人ノ取扱ガ厳罰主義タリシニ帰スルコト明白ナリ」とした。罪種は、治安維持法違反二六例、窃盗二例、傷害・殺人二例、診断はヒステリー性反応型一二例、躁病性反応型三例、妄想病様反応型二例、乖離性反応型一三例、予後はこの論文執筆の時点で全治二三例（七六・七％）、軽快二例（六・七％）、未治在院三例（一〇・〇％）、死亡二例（六・七％）であった。野村は論文の終わりに、三〇例すべてについて、詳細なケースレポートをえている（「心因性精神病殊ニ拘禁性精神病ニ関スル臨床的知見」『精神神経学雑誌』四一（三）、一九三七年、一二一～一八九頁）。

日華事変から三年が過ぎた一九四〇（昭和一五）年、内村は、精神神経学会において、松沢病院入院患者の食糧難による死亡増加を報告している（内村祐之・古川復一「（学会報告）戦時下の精神病院統計」『精神神経学雑誌』四四（一〇）、一九四〇年、八三四～八三五頁）。

内村らは、日華事変の後、松沢病院における、公費負担で入院している患者の死亡率が徐々に増加し、一九三九（昭和一四）年には二二・〇％と、三年前の約三倍になり、四〇（昭和一五）年には四〇％を超えると予測していた。死因としては結核性疾患、伝染性消化器疾患、いわゆる衰弱が大多数を占めた。伝染性消化器疾患の死亡数は大きな変化なく、結核は、三七（昭和一二）年の一三人から四〇年には一一五人に、衰弱死は三八（昭和一三）年の二〇人から、四〇年の推定一一五人と大きく増加するものと予測された。内村らは、この状況を、第一次世界大戦中にドイツの精神病院で起こった事態と類似したものとし、「衰弱」についても、その病態を詳細に記載した上で、ドイツで報告された戦争浮腫、飢餓浮腫と同様の疾患であろうと推測している。

内村らは、死亡率増加が顕著な公費患者の栄養状態を調べ、たんぱく質の摂取が必要量に達していた日数が、日華事変以前は一か月に二〇〜二一日であったものが、一九四〇(昭和一五)年には四〜五日にまで減り、その主たる原因は物価高騰に追いつかない公費患者の食費の低さであるとした。内村らは、この報告を次のように結んでいる。「我々精神病者救治の責任者として感ずることは、自由を奪れた患者をして自然淘汰の現象より免れしめる為、平時から今少し余裕のある待遇の出来るやうにして置きたいと思ふことである。松沢病院の死亡率の増加は、決して戦時経済状態の直接の結果と見るべきでなく、寧ろ平時に於ける患者の待遇の不備、延《ひ》いては患者の抵抗力の欠陥に其の主因を置くべきだと思ふ」。公費患者の多い松沢病院における食糧不足による死亡率は、私費患者が多かった民間病院の死亡率を上回るものだった。

こうした状況下で、松沢病院における開放治療の代名詞であった「作業治療」もその性質を変えていった。松沢移転後に本格化した作業療法は、閉鎖病棟から患者を開放し、屋内外で作業に従事することを通じて、治療的効果を上げることを目的としていたが、戦争による食糧難の影響を受けて変質を余儀なくされる。

この間の事情を、一九四一(昭和一六)年の精神神経学会で、内村らは、次のように報告している(内村祐之・菅修「(学会報告)精神病院経理に対する作業療法の役割」『精神神経学雑誌』四五(五)、一九四一年、二五二〜二五三頁)。「我国未曽有の非常時局下にあつて、病者であるからとて自由気儘

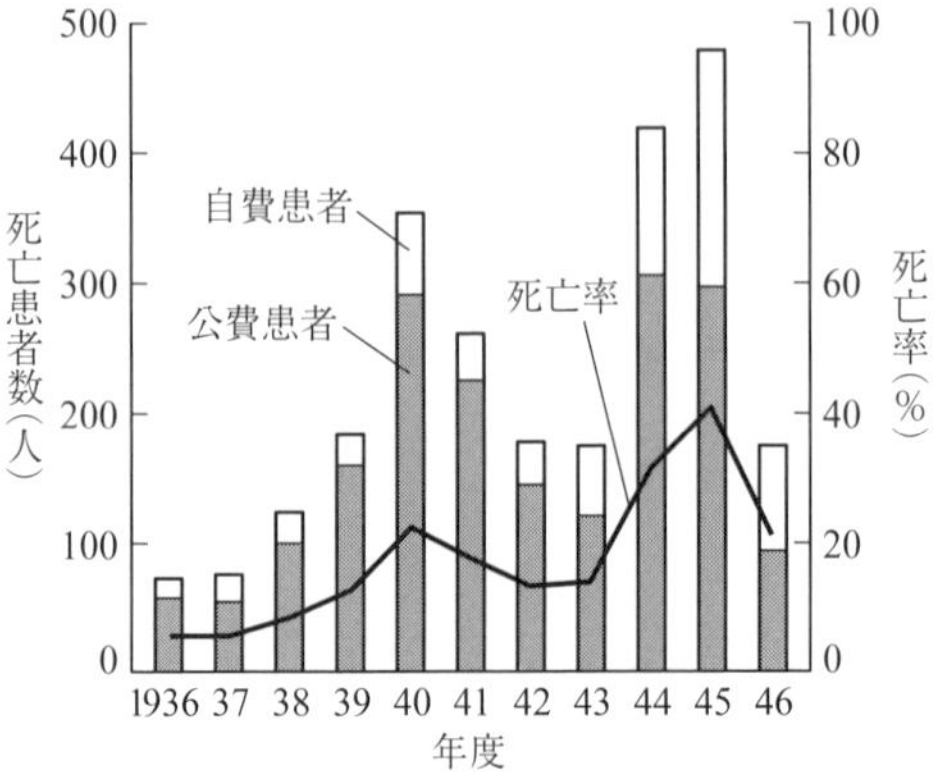

図 2-6　松沢病院における年間死亡患者実数と死亡率

にして置く理由はない」との考えのもとで、患者は畜産や病院敷地の開墾といった切実な労働に動員されるようになった。「精神病院に於ける作業療法は、治療の意味以外に病院の経理にとっても重要であるので、数年来一層之が助長に努力して来た」結果、三三(昭和八)年には一日平均一六三人(在院患者の一六・三%)であった参加者が、三九(昭和一四)年には三九八人(三八・二%)、四〇(昭和一五)年には最高で五三六人の参加を見るに至り、三九年度の患者の労働による病院の収益は約六万円になると計算されている。内村らは、院内で生産される畜産品によって「牛乳、卵及び豚肉とも病院の需要を満たして略《ほぼ》と充分である」と述べている。

内村らの食糧院内自給策が一九四〇(昭和一五)年ごろピークに達したことに加え、四一(昭和一六)年に実施された米穀配給通帳制によって一時的に配給が安定したことなどにより、四二〜四三(昭和一七〜一八)年の間には、死亡率は三九(昭和一四)年並みにもどる。しかしながら、長期的に見れば、戦争による物資の不足の前に、こうした食糧増産も、焼け石に水でしかなかった。四四（昭和一九）年に死亡患者数は倍増し、四五（昭和二〇）年には入院患者の死亡数一八一人、死亡率が四〇％を超えた。図2-6は、終戦後の五一（昭和二六）年、医局員だった立津政順が発表した「戦争中の松沢病院入院患者死亡率」（『精神神経学雑誌』一〇（五）、一九五一年、五九六〜六〇五頁）をもとに作成した院内死亡患者数の推移である（阿部大樹・齋藤正彦「戦時下の松沢病院」『日本社会精神医学雑誌』二五（二）、二〇一六年、一四一〜一四八頁）。

ここで強調するべきもう一つの事実は、患者の経済力と生命予後の関係である。当時の松沢病院では、自費で医療費を支払える自費患者と、公費ですべてをまかなう公費患者の区別があった。公費患者の食費は、もっぱら、府が給付する食費によってまかなわれていたのに対して、自分で医療費を支払うことができる自費患者は、家族からの差し入れも多く、食糧事情も世間並みを維持していた。

死亡者が増加しはじめた一九三六（昭和一一）年から最初のピークを迎える四〇（昭和一五）年までの間、死亡者数が増えているのは主として公費患者であり、自費患者の死亡率は一〇％未満に収まっている。先に紹介した「松沢病院の死亡率の増加は、決して戦時経済状態の直接の結果と見るべきでなく、寧ろ平時に於ける患者の待遇の不備、延いては患者の抵抗力の欠陥に其の主因を置くべきだと思ふ」という内村の考察は重い。

ところが、一九四三（昭和一八）年以降、自費患者の死亡退院も一〇％を超えて急増し、終戦を迎える四五（昭和二〇）年には公費患者の死亡率四一・四％、自費患者の死亡率四〇・四％と、その差はほとんどなくなる。日本社会全体の困窮が病院内にも及んだことになる。

余談ながら、食糧難と並行して燃料の不足も深刻になった。院内での調理、暖房等に事欠いただけでなく、火葬場が、燃料を持参しない遺体の火葬を拒むようになったため、三〇〇体以上の遺体が院内に埋葬されたという。

戦時中、後に院長となる江副勉、詫間武元、猪瀬正らを含む多くの医師が戦争に召集されて病院を離れた。吉松捷五郎は一九四三(昭和一八)年、『精神神経学雑誌』(四七(六)、一九四三年、二七四~二八二頁)に論文(「進行麻痺患者の配偶者を発端者とせる精神病遺伝負因調査」)を発表した直後に召集され、フィリピン近海で戦死した。このほか、男性職員が、徴兵されたり、景気のよい軍需産業に移ったりしたために、男性の看護人も不足をきたし、松沢病院入院患者から一〇人、他の精神病院の入院患者一〇人を職員として採用した。時代が下って八二(昭和五七)年、私が医員として松沢病院に赴任した当時、これらの患者のうち数人がまだ入院患者として残っていた。その中の一人は、当直の夜、回診で病棟のドアを開けると、玄関口の真ん中に直立して待機していて、私たちの顔が見えるや、気をつけの姿勢で敬礼し、「〇〇病棟総員四二名、異状ありません」と大声で報告してくれた。

一九四五(昭和二〇)年五月二五日、松沢病院はB29による空襲をうけ、焼夷弾によって十数棟が焼失し、二人の患者が死亡した。さらに、このときの受傷が原因で電話交換手　人が死亡したとされている。焼失した病棟跡はただちに食糧増産用の畑となったが、この後、アメリカ軍ならぬ大日本帝国東部軍司令部が、精神障害者対策として松沢病院を爆撃しようとしているといった流言もあって病院は動揺した。八月一四日、院長内村祐之は全職員を講堂に集め、明日、患者、職員を班に分け、握り飯をつくって目的地未定のまま青梅街道を北に向かって疎開すると告げたという。実際にその準備がなされたか否かは定かでないが、疎開は実行されぬまま、翌一五日、敗戦の詔勅があって、松沢病院の戦争は終わった。

終戦後の社会情勢と松沢病院

終戦によって、職員の徴用、爆撃による被災はなくなった。徐々に職員ももどり、患者死亡率も一九四六年以降、急激に低下して、四八年には五・一％と急増以前の水準にもどった。栄養状態の改善は米軍の支援物資によるといわれる。

終戦後に松沢病院が直面したいくつかの問題を理解するために、当時の東京の状況を把握しておきたい。明治維新の後、江戸の秩序が乱れ、流民の増加と治安の悪化が並行して起こったのと同様に、終戦直後の東京は、旧来の秩序を失った。社会の価値が逆転するような敗戦、占領軍の進駐といった状況下にあっても、社会の上層に住む人びと、経済力をもった人びとは、自分の立ち位置をしっかり確保していた。社会の低い階層に属する人びとでも、終戦後の無秩序をむしろ利用して、闇市のようなアウトローな活動に身を投じて成功する人もいた。しかし、そうしたエネルギーや幸運に恵まれなかった人びとが浮浪者となり、浮浪児となって町にあふれた。

当時、東京の浮浪者の九〇％は戦争によって職を失い、家を失った人びとであったという。浮浪児については、ほとんど例外なく戦争で家や両親を亡くした被害者であった。しかしながら、社会は町にあふれる浮浪者、浮浪児に対して決して寛容ではなかった。岩田正美は終戦後、日本の最下層に生きた人びとに対する日本社会の対応を詳細に調査し、著書『貧困の戦後史——貧困の「かたち」はどう変わったのか』(筑摩選書、二〇一七年)で次のようなことを述べている。

終戦直後の一九四五年一〇月、一二月に、東京都は「かりこみ」と呼ばれる浮浪者、浮浪児の一斉取り締まりを行った。狩り込みでは、まず警察が介入して逃げ道を塞いだ後、行政職員による施設収容のための準備作業を行い、その後、待機していた施設側職員が、それぞれのジープに乗せて連れていった。「かりこみ」にあった浮浪者、浮浪児は約一週間かけて病気の有無や働けるか否かが「鑑別」され、それに応じて病院、施設、簡易宿泊所に送致された。東京都養育院では、四六年の入所者が一万一四四二人と院史上最高となったが、年内に無断出院者六七〇一人、死亡者二〇二七人を数えた。ここでも収容者の選別が行われ、働けるものは別の寮に移し、あるいは、北海道の炭鉱などへ労働力として送られた。

一九四六年一二月二一日、第九一回帝国議会において、秋田県選出の衆議院議員、和崎ハルは、上野駅周辺に急増している浮浪者、浮浪児を捨て置くと、悪の温床となるとして政府の対策を求めた。和崎は、浮浪者を「割合良質の人」と「手におえない悪質の者」とに分け、前者には住居と仕事を与え、後者は「一纏めにして孤島、あるいは八丈島とかそういう所」に移住させて漁業、農業、牧畜をさせよと主張したという(岩田、前掲書)。

明治維新直後の貧民対策、障害者対策がそうであったように、終戦直後の混乱の中で行われた社会政策も、異質な者の排除、隔離へと向かったというのが私の考えである。本来、戦争の被害者であるはずの浮浪者、浮浪児に対して、表面的な同情を装いながら、その裏で、彼らの犯罪性、精神異常、知能の劣性などをあえてあげつらい、最底辺の人びとを自分たちの社会から切り離し、自分たちの目に触れないところに隔離し、さらにこれを選別して精神障害者を排除しようとした。

松沢病院の周辺でもこれに呼応する事態が起こる。終戦後も減少を続けていた在院患者数が、一九四七年の四六三人を底として反転し、四八年には六五一人、五三年には一〇二二人、五四年には一〇三九人にと急上昇したのだ。ちなみに、五四年の定床は九七五床であるから、六四人の定員超過となっていたことになる。五三年七月、内村祐之院長は、精神衛生会理事長として、精神病院協会理事長、金子準二との連名で、厚生省に対し「精神病床の画期的増床を図ること。総病床数十五万確保を目標として少なくとも昭和二十九年度は、一万五千床を実現されたい」といった陳情を行っている。五三年に二万八〇〇〇だった日本の精神病床は五五年に四万、六一年に一〇万、六六年に一八万床と急増していく(岡田、前掲書)。

社会から精神障害者を排除し精神病院の中に閉じ込めようとする動きと並行して、松沢病院そのものを郊外へ移転させようとする動きが顕在化する。一九五八年一一月一日、松沢病院移転促進会会長名で、東京都に対して請願書が提出された。請願書には、移転当時は「草深い田野」であったこの地域が、重要な住宅地となった今、松沢病院の存在は「地域発展に対する絶対的な桎《しっ》梏《こく》」になっているとして移転を求めた。請願書の最後には次のような記載がある。

私共地域住民は松沢病院の全面的移転を切望しております。部分の移転ではありません。従つて御当局が都民のため、センターに一部を残置する御方針ある哉《や》に承り大《おお》いなる憂いをもつております。万一にも精神衛生相談所等のため改築建物の一部を御利用ある場合も絶対に松沢病院なる名称は御廃止下されたく、一切の病棟は挙げて御移転下さる様お願い申上ます。松沢病院の全面移転が実現する限り、その他には何等の条件もありません。敷地はもとより都有のものであり、それが学校、綜合病院又は住宅地、商店街等如何なるものでありましても私共の願意は松沢病院の移転であつてその他には何の不服もありません。何卒住民多年の熱望を御汲取下され一日も速やかに之が実現を見る様格別の御審査を賜り度くここに実情を披瀝住民の総意をもつて御願致します。

（松沢病院移転促進会会長「松沢病院移転促進請願書」）

「松沢」という名前が地域発展の足かせになっている、「松沢」という忌まわしい名前をこの地域から消したいという請願である。同時に、精神病院は社会から隔離して町中に置くなという主張でもある。これに対して同一九五八年一二月、精神病院は、それが奉仕する地域のすぐそばにあるべきだという、当時の医局員の請願書、翌五九年には群馬県の厩橋《うまやばし》病院から、同様に東京都立松沢病院移転反対陳情書が提出された。同五九年一一月一七日、東京都衛生局は現在の場所での病院改築を決定した。現在、松沢という地名は地図のどこにも存在せず、松沢病院を除けば、松沢小学校、松沢中学校、松沢教会など、わずかな施設にその名を留めるのみである。

このとき、移転が決まっていれば、今日の松沢病院が存在しなかったことは言うまでもないが、もしも今、この場所に松沢病院がなかったら、今日の東京都の精神医療は現在の水準に遠く及ばないものになっていただろう。

優生論と松沢病院

第二次世界大戦のさなかに定められた国民優生法と、終戦後の優生保護法に関して、当時の院長であり、日本の精神医学会の重鎮であった内村祐之(一八九七～一九八〇)の行動について触れておく。

優生学という言葉は、一八八三年、イギリスのゴルトン(Galton, F. 一八二二～一九一一)によってはじめて用いられたとされる。ダーウィン(一八〇九～一八八二)の従弟であったゴルトンは、種の起源に触発され、弱者を保護する文明が、人類の自然淘汰を妨げ、進化を妨げていると考えた。優生学は、ドイツのプロッツ(Ploetz, A. 一八六〇～一九四〇)やシュワルツマイヤー(Schallmayer, W. 一八五七～一九一九)によって体系づけられたが、政策として世界に先駆けて実践されたのはアメリカ合衆国でのことである。一八九六年にコネチカット州で精神障害者等の結婚を禁じる法律が定められ、一九〇七年にはインディアナ州で世界初の断種法が制定された。二三年には全米で三二の州が断種法を定め、その多くは、精神障害者の断種を対象としていた。

ドイツでは、一九二〇年に刑法学者のビンディング(Binding, K. 一八四一~一九二〇)と精神科医ホッヘ(Hoche, A. 一八六五~一九四三)が、『生きるに値しない命を終わらせる行為の解禁』(邦訳は、森下直貴、佐野誠『「生きるに値しない命」とは誰のことか――ナチス安楽死思想の原典を読む』窓社、二〇〇一年)を著して、重い障害をもつ人の断種や安楽死を肯定した。ホッヘはナチスの信奉者ではなく、むしろ、ナチスによるジェノサイドには反対していたとされるが、この著作が、後のナチス政権による強制断種や集団安楽死の根拠とされたことは否めない。

ナチスドイツが政権を握った一九三三年、ヒトラー(Hitler, A. 一八八九~一九四五)は、断種法を制定し、さらに、三九年一〇月、ポーランド侵攻と時を一にして、後にT４作戦と呼ばれるようになる、障害者の強制的断種や安楽死を推進する命令を発した。T４作戦は、法的根拠なしに障害者やユダヤ人、ロマ人等、ナチス指導者が劣等な遺伝子をもつと考える人びとを抹殺するという暴挙であったために、ドイツ国内からも反対が強く、作戦そのものは四一年八月に中止されている。しかしながら、その後も障害者の組織的安楽死は続き、ナチスドイツの降伏までに殺害された精神障害者は、記録に残るだけで八万人から一〇万人、実際には、その倍以上の犠牲者があったと推測されている(木畑和子「第二次世界大戦下のドイツにおける「安楽死」問題」井上茂子ほか編『1939――ドイツ第三帝国と第二次世界大戦』同文館、一九八九年、一五四頁)。

日本においても、同盟国ドイツの優生学思想の高まりを受けて、厚生省が主体となって民族衛生研究会が結成され、一九四〇(昭和一五)年、研究会の草案をもとにして政府が提出した国民優生法案が帝国議会において可決された。

ドイツをはじめとするヨーロッパ諸国では精神医学者が優生政策を牽引したのに対して、日本ではむしろ、指導的精神科医は、医学的根拠が薄弱であることを指摘して制度の拡大に慎重な姿勢を示した。内村は、終戦後になって、このころの事情につき「印象的だったのは、他の専門領域から出た委員連と違い、精神医学畑の人々が、優生保護法について、終始、消極的、懐疑的の立場を採っていたことである。(中略)生殖可能な精神疾患者の中から、その子孫に確かに悪質を遺伝すると確言できる者を、多数えらび出すことができるであろうか、(中略)患者を収容すべき精神病院を整備することは後廻しにして、こんな方法を採ることが、果たして正当な政治であろうか、などに思いをめぐらしたためではあるまいか」と回想している(内村、前掲書)。

国民優生法成立の後、吉益脩夫《しゅうふ》、阿部良男、内村祐之、秋元波留夫、菅修、吉松捷五郎、立津政順ら、東京帝国大学精神医学教室・松沢病院の医師たちによって、精神疾患の遺伝に関連した研究論文が立て続けに発表された(参考文献参照)。内村は、これらの研究結果を総合して、日本とドイツの内因性精神疾患有病率に差がないという感触を得た。このときの経験を振り返って、内村は以下のように述懐している。

この結果は一見、何でもないように見えるが、私にとっては実に重要であった。その第一は、外国の研究に頼って出来たわが国の国民優生法ではあるが、わが国の精神疾患の実情が、外国のそれと同じであることが判明した結果、当時の屈辱的な気持ちが幾分とも救われたことである。わが国の立法にも、少なくともナチスドイツのそれと同じだけの学問的根拠はあったわけだ。

（内村、前掲書）

第二次世界大戦中・戦後の内村の論述には、断種手術そのものに対する逡巡はない。しかしながら、他方で、この間の内村の論述には、一九四〇（昭和一五）年の国民優生法成立前後においては、同法律が厚生省と民族衛生協会に主導されたもので、対象の多くを精神的な疾患をもつ人とする政策でありながら、精神医学的根拠や精神科医の役割が考慮されなかったことに対する当時の中心的精神医学者としての複雑な思いを垣間見ることができる。満州事変の後、物価の急騰によって食費を低く抑えられたがために、栄養失調で死んでいく公費患者の急増を目の当たりにして、「精神病者救治の責任者として感ずることは、自由を奪れた患者をして自然淘汰の現象より免れしめる為、平時から今少し余裕のある待遇の出来るやうにして置きたい」と述べ、かつ、入院患者の栄養状態改善のために、病院を挙げて食糧自給を推進したように、内村はその時代において、懸命に精神病者の福利を願ったヒューマニストであったのだと、私は思いたい。

一九四〇(昭和一五)年に国民優生法が可決される前後、厚生省は対象者を把握するための実態調査を行い、四一(昭和一六)年度の手術申請予定数三〇〇〇件、そのうち、種々の手続きを経て実施される断種手術の件数を一年間に七五〇件と見積もっていた。しかしながら実際の手術数は四一年度の九四件、四二年度の四八九件、四三年度の一五二件の後、四四年度には一八件、四五年度には一件、五年間の合計で七五四件であった。これは、社会情勢がひっ迫して関心が離れたこと、最も対象者が多かったと考えられる精神病院が、戦争による社会・経済情勢の悪化のために、四〇年の二万四〇〇〇床から終戦時には四〇〇〇床まで激減していたこと、食糧事情が悪化し、多くの入院患者が栄養障害のために死亡していたことなどがその理由と考えられている(松原洋子「戦時下の断種法論争」ほか、参考文献参照)。松沢病院においても、戦時下、国民優生法による断種手術の実施状況についてまとまった記録はない。

戦後の優生手術と松沢病院

国民優生法が成立した一九四〇(昭和一五)年当時の日本の出生数、出生率は決して低くはなかった。ことに、四一(昭和一六)年から四三(昭和一八)年にかけて、「産めよ増やせよ」の号令の下、毎年二二〇万人を超える子どもが誕生し、出生率(人口一〇〇〇人に対する出産児の数)も三〇の前半を維持していた。その後、終戦前後の混乱を経て、四七(昭和二二)年から五〇(昭和二五)年にかけて、いわゆる第一次ベビーブームが到来する。ピークの年の出産数は二六九万六六三八人(四九年）、出生率三四・三（四七年）であった。一方、戦後の社会の混乱は依然として収まらず、食糧事情も改善しない中で、人口の抑制は社会的に重要な課題となった。

戦前から、アメリカの産児制限の提唱者で一九二二（大正一一）年以来しばしば来日して遊説していたマーガレット・サンガー（Sanger, M. 一八八三～一九六六）に共鳴し、三一（昭和六）年には日本産児調整連盟を組織していた加藤シヅエは、終戦後、女性初の衆議院議員となるや、新しい優生保護法制定の必要を提起した。加藤らは衆議院厚生委員会において、国民優生法は、軍国主義による産めよ増やせよ政策の影響を強く受けていたために、実際には煩雑な手続きのおかげで悪質の遺伝防止がほとんどできていないとして、新法においては「母体の生命健康を保護し、且つ、不良なる子孫の出産を防ぎ、以て文化国家建設に寄与する」ことを目的とすべきだと主張した（第一回国会、衆院厚生委員会三五号、昭和二二年一二月一日）。

こうして一九四八年、優生保護法が成立する。新法は、母体保護、人口政策、優生政策をその目的としていた。これによって母体保護のための中絶が合法化され、直後の改正で経済的理由による中絶が認められ、さらに手続きが煩雑だという批判を受けて、地区優生保護審査会の承認が不要となった。この後、堕胎を罪だと考える宗教団体、優生思想は障害者の尊厳に対する冒瀆だとする障害者団体、そもそも、中絶によるバースコントロールを規制するのは女性の権利侵害だとするウーマンリブの主張、さらには羊水診断の普及により胎児の段階で重篤な疾病の有無が判断できるようになった医学会の情勢などが相まって、優生保護法に反対する議論が高まった。七二年には経済的理由による中絶を禁止する一方で、重度の精神または身体の障害の原因となる疾病または欠陥を有している恐れが著しいと認められる胎児の中絶を認める法改正がなされた。その後も議論は続き、九六年、優生学に基づく強制断種の条項は削除され、女性の生命健康の維持のみを目的とする母体保護法が成立して現在に至っている。

国民優生法から母体保護法までの一連の歴史的変化には、優生思想、人口の政策的コントロール（産めよ増やせよから人口抑制へ）、女性の権利運動、宗教的価値観等が複雑にからみ合い、政治家、宗教家、社会運動家、医学者などさまざまな団体のリーダーたちが関与してきたが、優生政策の対象とされ、断種手術を受ける可能性のある障害者自身の思いが、法制度に反映されることはなかった。

二〇一八年、宮城県在住の女性が、自身が受けた強制不妊手術の根拠となった優生保護法は憲法違反であると訴えた裁判は、当事者が社会に対して異議を唱える社会的な行動の嚆矢《こうし》となった。これをきっかけに声をあげる当事者が相次ぎ、国は優生手術の記録開示を求められ、報道機関もこの問題に強い関心を示した。報道各社は、監督官庁である厚生労働省、優生手術を統制していた都道府県に対する取材攻勢をかけたが、この問題の全容を解明する手がかりとなるような記録は発見されていない。一九年四月、強制不妊救済法が成立して、申請者に国家賠償が支払われることが決まると、一時的に高まった世論も、報道各社の関心も潮が引くように消退した。

現在、松沢病院の病歴室には、一九五〇年から六三年までの、三〇人分の優生手術に関する記録がある。このうち一例は都立梅ヶ丘病院の入院患者で、手術のために松沢病院に来たために、診断書、申請書等はリストに添付されていない。その他の二九例については、松沢病院の患者に関するものである。

手術件数は、一九五〇年が八件と最も多く、その後は、年間〇~四件、患者の性別では男性八人、女性二一人、年齢は一八歳(女)~四〇歳(男)、平均二八・五歳である。診断別では統合失調症が最も多く一八例、精神発達遅滞八例、「接枝分裂病」二例、心因反応一例である。接枝分裂病は、小児期に統合失調症様症状を呈するもので、その後の精神発達にも障害をもつことが多く、現在ではあまり用いられていない診断である。なお、この中に、不妊手術の前後に、次の項で触れるロボトミー手術を受けている患者が五例(うち一例は他院で、四例は松沢病院で)ある。

二九例の添付書類、カルテ、看護記録に不備はない。法律に照らして明らかに違法だという例もない。診療録には、退院できるまでに精神症状が安定したということを理由に、安全な社会生活をするために不妊手術が必要といったロジックがしばしば現れ、実際、大部分の患者はその後、社会生活に復帰している。統合失調症の患者どうしが結婚することになり、二人で手術のために入院した事例を除けば、本人たちの積極的な希望による手術はない。時代を反映して、売春を職業としており、何度か非合法な堕胎を繰り返していた人も少なくないし、すでに複数の子どもをもち、これ以上は育てられないという家族の希望による者もある。幼児に対する強姦・傷害事件を起こした男性、同じく幼児の身体を嚙み割いて殺害するという猟奇的な犯罪を起こした女性患者も一人ずつある。

手術の記載のみで、患者の反応等について一切記載のない診療録が三分の二を超えている。患者の反応が記載されているカルテ、看護記録を以下に転記する。転記について本人、家族の意向を確認しようもないので、個人が同定される記載は一切省く。日時は、手術日をXデイとしてその日から起算した日数を数える。事前に時間をかけて説明した記録は一例もなく、数日前から当日、突然、話をしている例が多い。

事例一　精神発達遅滞、女性、年齢二九歳(?・不詳)

・診療録

X日、断種手術の話をする　患者、「人の腹を切ってどうするんだ」と怒鳴り出すも、医師の説得により、納得。ただし、手術の意味は良く呑み込めないらしい

X＋二〇日　退院

・看護記録

X日　回診時先生よりおなかの手術をしますからと本人に伝えるも、非常に興奮し、馬鹿野郎等と怒鳴る。看護婦になだめられ、一応落ち着く。睡眠普通

X＋一日　引き続き興奮にて大声にて落ち着きなくたったり座ったりしながら怒鳴っている。受け持ち先生から納得のいくよう説明するも、不機嫌な顔をしてあまり話の相手に

ならない。最後には知らないよ等と怒鳴りつける。長時間かかってようやく本人も承知する

X＋二日　○○先生が回診されると手術をされたと不満を言う。お母さんに頼まれたのでやったというと、親が承知しても本人が嫌なものをする必要があるか、馬鹿野郎。人をだましやがって等と先生に悪口を言うも、しばらくして落ち着かれる

事例二　精神発達遅滞、女性、二〇歳

・診療録

X－二日　不妊手術の話をしたが、すぐにはよろしいと応じない

X－一日　母来院、手術のことでだいぶ泣いたという

X日　優生手術、笑っている、手術のこと、本当は分かっていないらしい

X＋一〇日　退院

事例三　統合失調症、女性、三一歳

・診療録

X日　優生手術の話をすると、手術は嫌だと言って泣く

X＋二〇日　看護婦さんの話によると手術後気が荒くなり、喧嘩をするようになったと

いう

X＋一四ヶ月　退院

事例四　統合失調症、女性、三五歳

・診療録

X＋六〇日　優生手術については、自分としては、子どもは三人いてもっと欲しかったが、夫が育てる能力がないというし、悪い遺伝子のこともあるのでやむを得ないと思っている

（優生手術と同時に妊娠三ヶ月の胎児を堕胎）

X＋一四ヶ月　退院

事例五　統合失調症、女性、ロボトミー手術、三七歳

・診療録

X－一日　明日は不妊手術。以前より便秘を訴えるのでその方の治療をするということで納得させ処置を受けさせる。特に抵抗なし

X＋一四日　手術時、便秘を直すためだと言うとヘラヘラそうしてもらいたいなどと言っていたが中二［著者注＝病棟名］に帰って書いたものを見ると、子どもが生まれないよう

にごまかされて手術をされたとよく知っている。しかしそのことについて不平は一言も言わない。軽薄、浅薄な感情で深刻味は全くない

X＋四年　退院

・看護記録

X－一日　本人薄々感じているらしくしきりに診察室に入ってきて看護者を探る。露骨なことを平気で口にし、きまり悪そうに笑う。九時ごろ服薬（ひまし油〔著者注＝手術前に下剤として用いられていた〕）するよう婉曲に言うと私は一度寝たら朝まで絶対起きないから、起こしたりしたら暴れてやると承知しないという

同日二一時、案の定、看護者に甘えて診察室に来ようとしない。遂には東一〔著者注＝病棟名〕看護婦二名、○、○、○、○の六名により診察室に引っ張り、強引にひまし油二㎎、カクテリン〔著者注＝自律神経遮断薬。翌日の手術に備え鎮静の目的で用いられた〕六cc（筋注）投与。午後一〇時ごろより倦怠感、眠気、吐き気を訴え足元がふらつきしようがないからCP〔著者注＝クロルプロマジン。現在も使用されている向精神薬〕を頂戴という。なだめすかして臥床させる

X日七時　気分悪そうだから注射してあげるというと、素直に受ける。カクテリン二五㎎を筋注す。その後、禁食させ休ませる。顔面やや蒼白、倦怠感あり、その他変わりなし。

同日八時四五分　床の中にもぐっているところ起こされ、洗面するよう言われるとふら

ふらすると言いながらも、半身起きて素直に施行。外来に行くのも案外あきらめた様子で素直に従う。術後は東一へ

同日、手術直後　看護婦が食事、傷のことを説明してあげると、ウン、ウンと一応納得するが不安な表情で看護婦の話を聞いている

同日夜　術後の不安を訴える。「糸を抜くとき痛くないかしら」、「生理、無くなっちゃうんじゃないかしら」と言う

優生手術について、当時の医師はどう感じていたのだろう。カルテ記載のありようは、多くの場合、客観的で淡々としており、人の生殖能力を損なうという行為に関するためらいを感じさせる記載はない。患者をなんとか説得しようという努力も伝わってこない。事例五では、便秘がよくなる手術だと患者に話しているが、同様に、患者には痔の手術だと説明したという事例もある。

事例五は、手術前日、医師は、「以前より便秘を訴えるのでその方の治療をするということで納得させ処置を受けさせる。特に抵抗なし」と書いて済ませた。手術の一四日後、患者の手記を見て、自分がだましたつもりの患者は手術の意味を知っていたのだということがわかった後になっても、主治医は「子どもが生まれないようにごまかされて手術をされたとよく知っている。しかしそのことについて不平は一言も言わない。軽薄、浅薄な感情で深刻味は全くない」と書く。この患者は他院でロボトミー手術を受けている。ロボトミー手術は、患者の前頭葉機能を人工的

に抑える。「軽薄、浅薄な感情で深刻味は全くない」のは、医師が行った手術の結果でもある。私はこの記載を読みながら、患者の急変を告げられても、研究室でやりかけの仕事を止めなかったという、呉秀三の時代の精神科医に感じたのと同じ違和感をもつ。

一方で、手術前夜にこの患者を受け持った病棟看護スタッフによる記載は、当時としては例外的に長く、その行間に、患者の不安に寄り添おうとする看護師の気持ちが伝わるような気がして、診療録のページを繰るたび沈んでいく心が、わずかに救われる思いがした。こういう看護師だったから、患者は、医師には見せない不安を隠さず、救いを求めたのだろう。患者は軽薄でも、浅薄でもなかった。医師の側に、患者の痛みや悲しみを慮る繊細さがなかった、あるいは、そもそも、そんなものには関心がなかったのではないか、と私は思う。

精神外科手術と松沢病院

優生手術と並んで、第二次世界大戦後の松沢病院の歴史に、大きな影を落としたロボトミー手術についても触れておかなければならない。一九七五年、世界中で大ヒットしたアメリカ映画『カッコーの巣の上で』を覚えているだろうか。刑務所での労役を忌避するために詐病をかたって精神病院に入院した男が、病院の秩序に反抗し、抗精神病薬、電気ショック、最後はロボトミー手術によって廃人にされるという映画だった。アカデミー賞主演男優賞を受賞したジャック・ニコルソンの怪演のおかげで、ロボトミー手術は、この映画を見た人の心にぬぐいがたい強烈な印象を残した。七五年に、アメリカの精神病院で、映画のような目的でロボトミー手術が行われていたとは思えない。しかし、あの映画が、抵抗なく大衆に受け入れられてしまうという事実が、一般の人びとの心の中にある精神医療に対するイメージがいかがなものであるかを物語っている。精神医療に対する偏見は、精神障害者に対する偏見と紙一重で隔てられているだけだ。

ロボトミーの前身である前頭前野白質切截術は、一九三五(昭和一〇)年、ポルトガルの神経科医、エガス・モニス(一八七四～一九五五)とその協力者によって、退行期うつ病の患者を対象に行われた。モニスの手術は瞬くまに世界中に広がり、モニス自身も、うつ病、不安症、統合失調症等に対象を拡大して論文を発表し続け、四九年、ノーベル医学生理学賞を受賞した。

アメリカの神経科医、ウォルター・フリーマン(一八九五～一九七二)は、モニスの術式を改良してロボトミーと命名し、全米で三〇〇〇人を超える精神障害者にこの手術を試みた。ロボトミー手術は米国で最も広く行われ、ピークの一九四九年には、年間五〇七四件に上ったという。その後、フリーマンの術式だけでなく、さまざまな手法が開発されたが、ここではこれらをまとめて精神外科手術と呼ぶことにする。

日本における精神外科手術の報告は、一九三九(昭和一四)年、脳外科医、中田瑞穂(一八九三～一九七五)によってなされたが、本格的に精神科臨床の場に用いられるようになったのは終戦後のことで、日本で行われた手術の一割以上を一人で執刀したのが、松沢病院の精神科医、廣瀬貞雄(一九一八～二〇〇七)である。

廣瀬は一九四七年以降、松沢病院においておよそ四二〇例の精神外科手術を自ら執刀した。手術は、精神科病棟の診察室で行われた。廣瀬は六〇年に日本医科大学精神医学教室主任教授に転出後も手術を続け、活発に論文を発表し続けた。一方、廣瀬が去った後、松沢病院で行われた精神外科手術は一例もない。廣瀬が松沢病院で行った手術の対象は、統合失調症、双極性障害、強迫性障害、てんかんにともなう精神病症状、精神発達遅滞、性格障害など多岐にわたる。廣瀬はこれらの患者の術後経過のフォローを続けたが、日本医科大学に転出後は、退院して大学に通院する患者の経過観察が主になり、松沢病院の病棟に取り残された患者については追跡調査の対象からは外れた。

松沢病院における廣瀬の精神外科手術は一九四九年がピークで、一年間に八〇例を超えた。五五年になると、日本でも、抗精神病薬であるクロルプロマジンが販売されるようになり、統合失調症の薬物療法が可能になり、精神外科手術は次第に行われなくなった。七〇年代になると、廣瀬の手術時に患者の了解なく採集された脳標本を研究に用いたとして、東京大学精神医学教室の臺《うてな》弘教授が、精神科医師連合の石川清によって、精神神経学会に告発された。日本の医学会において、インフォームドコンセントなどという概念は影も形もなかった時代に行われた研究に対して、この告発は政治的な色彩の強いものであったことは否定できないが、こうした活動はやがて、精神外科手術そのものの全否定につながり、七五年には精神神経学会が、「精神外科を否定する決議」を行うに至る。欧米諸国において、精神外科手術は、対象を厳格に絞り込みながら今日なお続いているが、日本においては、精神外科という言葉自体が精神神経学会のタブーとなり、世界の潮流から取り残される結果になった。

精神外科手術後の評価について、手術の成功例のほとんどは、術者を含む医師たちによって外来でフォローされた。一方、手術によっても救われなかった患者は、精神病院の中に長くとどまることになった。当然、前者のみを見ている医師たちの精神外科への評価は高く、後者だけを見ている医師たちの評価は低い。精神外科手術の歴史やその評価については、橳島《ぬでしま》次郎著『精神を切る手術――脳に分け入る科学の歴史』(岩波書店、二〇一二年)に詳しい。

私が、大学での研修を終え、はじめて松沢病院医員となった一九八二年春、松沢病院には、廣瀬が直接、精神外科手術を行った患者六七人を含む、精神外科手術を受けた患者七〇人が入院中だった。この事実を知ったときの私の気持ちを正直に白状すれば、人里離れた場所で金の鉱脈を発見した山師のような興奮だった。誰にも知られないうちに、これらの患者の評価を行い、論文を書いて注目を浴びたい。すべての患者の脳画像を撮影し、脳波検査で脳の機能を評価し、神経心理学的な検査を行い、精神症状を評価して統合失調症と大脳前頭葉の機能について考えよう。宝の山を独り占めしたいのに、自分の手には小さなスコップしかなく、松沢病院の塀の外には、大きなブルドーザーをもった研究者がたくさんいるようで、気が急いた。幸い、私の野心を支援してくれる指導者が私の周りにはたくさんいた。研究のために検査をするのに、文書による患者の同意を得るとか、保険診療以外の目的で検査をするなら、費用は全額研究費でといった、現在なら当たり前の研究道徳も、倫理委員会も存在しなかった。とにかく手っ取り早くできる検査からやってしまおう、ということになった。

導入されてまもない高機能のCT（computerized tomography＝コンピューター断層撮影法）で、これらの患者の脳画像を目にしたときの衝撃は忘れられない。こんな大きな欠落がありながら、明らかな神経症状がほとんど見られない脳という器官の不思議、頭蓋骨の小さな穴に、特殊なメスを差し込んでブラインドで（手術している部分を見ずに）動かすという、現在では気が遠くなりそうに大雑把な手術であるにもかかわらず、カルテに残された術式記載のとおり正確に刻まれた手術痕……。脳の画像を見ているかぎり、患者の顔も、生活も思い浮かばなかった。

私は、この結果を、一九八四年、京都で開かれた第七回脳神経CT研究会（現・脳神経CT学会）で発表した。この学会は、放射線科医、脳外科医がほとんどを占めていた。精神科の業界では、タブーだったロボトミーという言葉に拒否感を示す人はなく、むしろ、人為的に加えられた脳損傷が鮮やかに浮かび上がる脳の画像にだけ注目が集まった。

私の発表は優秀発表として推薦され、同一九八四年、学会誌に論文が掲載された（齋藤正彦・荻原隆二・鈴木二郎「ロボトミー手術を受けた慢性精神分裂病患者のCT像」『CT研究』六（四）、一九八四年、四五七～四六六頁）。私の論文には、諏訪日赤病院長だった放射線科の小林敏雄先生が好意的なコメントを載せてくださった。精神科、というムラを離れてしまえば、当時すでに過去のものになっていた精神外科手術に対する感情的な拒否反応は一切なかった。

一九八五年九月、精神外科手術に関する研究は、私のロンドン大学精神医学研究所への留学で中断した。ロンドンでの研究は、難治性側頭葉てんかんに対する、側頭葉ロベクトミーと呼ばれる手術を受けた患者の予後調査だった。まぎらわしいが、ロボトミーというのは、脳細胞を切除するのではなく、細胞と細胞を結ぶ神経繊維を切断する手術であるのに対して、ロベクトミーは、脳の細胞を切除してしまう手術である。当時ロンドン大学で行われていた側頭葉ロベクトミーは、難治性側頭葉てんかんの原因になっている側頭葉をほぼまるごと切除してしまう手術である。私が留学した当時は、ロンドン大学とカナダのモントリオールが手術の中心になっていた。

私は、ロンドン大学キングスカレッジの脳外科医、ポルキー(Polky, C. E.)博士の下で、一七歳以下でこの手術を受け、五年以上を経過している患者二〇人に面接し、心理検査等の検査を行った。この研究が私の博士論文となる。

留学して一時、途絶えたロボトミー研究を再開したのは、一九八六年の秋からだった。しかし、今度は、最初の発表のときのようにはスムーズに進まなかった。理由は二つ。第一は、学会発表を試みても、論文を投稿しても、日本の精神医学会における精神外科手術アレルギーは予想以上に強く、至る所で研究とはまったく別次元の困難に出くわしたこと、第二は、放射線科に任せて集めた脳のＣＴ画像だけを見ていた最初の研究とは異なり、一人ひとりの患者に会い、カルテを読み込み、評価をするという調査が、想像以上に心理的負担の大きいものだったということである。

先に述べたように、術者の廣瀬は、精神外科手術被術者の予後に関する多くの論文を発表していたが、松沢病院を離れた廣瀬がフォローしていたのは、松沢病院から大学病院外来に通院場所を変えた、いわば成功例が大部分だった。それに対して、私が見たのは、手術から二〇年以上を経過した時点でなお、松沢病院の中に留まっている患者たちだった。それらの患者と向き合うと、脳のCTを見ていたときに覚えた知的興奮はすっかり萎えてしまった。

廣瀬のカルテは客観的で詳細だったから、精神医学的研究に必要な数量化可能な医学的情報の質はきわめて高かった。手術の成績に関する情報を集め、統計的に解析する研究者にとって、術者が一人、患者の環境が同じ、質の高い均質な記録がそろっているというのは、願っても得られない理想的な状況であった。にもかかわらず、最初に感じた興奮は、もう私の心から消えていた。CT検査同様、心理検査、脳波検査のデータはすぐにそろった。しかし、私自身でしなければならない仕事が遅々として進まなかった。患者にインタビューするたび、カルテを読み返すたびに、気持ちは重く沈んだ。特に、手術を嫌がって、病棟を逃げ回る女性患者を抑えて診察室に連れてきて手術をしたという記載を見たときは、生理的な吐き気を覚えた。手術は部分麻酔で、精神科病棟の診察室で行われていた。患者は意識清明の状態で手術を受けたことになる。想像すまいと思っても、その情景が頭に浮かんで鳥肌が立った。二〇〜三〇年の年月を病院内で過ごし、時を経て、私の前に座る患者には、客観的な記述では表現しきれない悲しみがあり、絶望があり、諦めがあり、怒りがあった。それをどのように表現すれば、患者が納得する研究ができるのだろう。

結局、私のロボトミー研究は一九九一年に、東京大学の講師として松沢病院を離れるときまで続いたが、精神医学の分野では、一回の学会発表、一本の論文にもならなかった。松沢病院を離れる日、私はロボトミー研究で集めた資料、書きかけの論文をみんなまとめて二つの大きな段ボール箱に詰めた。以来、転勤のたびに、私についてきた段ボール箱は、今、松沢病院院長室のキャビネットの上に置かれ、私の定年を待っている。

一四〇年の歴史を振り返って

松沢病院の歴史をいくつかのトピックスを追って紹介した。日本の精神医療は、明治のはじめ、社会の最下層の人を隔離する政策の中から生まれた。隔離された最下層の人びとの中で、さらに差別を受けた人たちが留め置かれた収容施設が、東京府癲狂院であった。第二次世界大戦終了後に日本社会が混乱すると、まるでデジャヴュを見るように、明治維新直後と同じことが起こった。日本社会は最下層の人たちを切り離し、隔離し、その中の精神障害者をさらに差別した。松沢病院の病床数が増え、日本中の精神科病院の病床数が増えた。

患者の処遇は、社会の情勢に大きく左右され、戦争で食糧難に陥ればたちどころにそのしわ寄せを受けて多くの餓死者を出した。患者や職員が必死で耕し、自給自足を試みた田畑は、終戦後の食糧不足で開放を迫られた。呉秀三に代表される多くの先人たちが、患者の処遇改善に力を尽くしたが、それが日本社会の文化を変えるということは起こらなかった。病院職員の心のありようは、社会のありようの一部である。こうした先人たちが去ると、病院の状況はたちどころに旧に復した。呉は、松沢病院のレジェンドとなり、東京大学精神医学教室と、松沢病院に銅像となって残ったが、呉の思想は、松沢病院のレガシーとはならなかった。

精神障害者は排除と差別の歴史を歩んできた。癲狂院は東京の周縁部につくられ、その周辺の開発が進むたびに、さらにその周縁に追いやられ、一九一九(大正八)年、現在の場所、荏原郡松沢村に移った。関東大震災をきっかけとした郊外の宅地化が進むと、「松沢」の名前が地域の発展を阻害すると言われるようになり、さらに遠い所への移転圧力が強まった。

この章を書き終えて、私が感じる印象は、進歩がない、ということである。排除と隔離によってはじまった精神医療は、一四〇年を経て、いまだに社会が期待するそうした機能から脱皮し切れていないのではないか。一九〇〇(明治三三)年の精神病者監護法にはじまる精神医療法制は、いつも、スキャンダルを推進力として右往左往する。精神医療政策に定見がない、目標が定まらないのである。だから、虐待事件が起これば患者の人権擁護規定が強まり、精神障害者による刑事事件が起これば、管理的な側面が強められる。私たちの社会は、理解できないもの、そうはなりたくないものに恐怖を抱く。私を含めて、大衆は、自分たちに不安を呼び起こす者を、社会から切り離し、隔離し、忘れ去ることで安心を取りもどそうとする。あの塀の向こう側でケアしてあげれば、当人だってその方が幸せでしょう、と思っていれば心に波風が立つことはない。そうして塀の向こう側に閉じ込められた人たちの実情を見ようとする人は誰もいない。

3 松沢病院の挑戦――院長着任から九年

松沢病院長となる

二〇一二年三月三〇日、私は、六年間院長を務めた翠会和光病院の朝礼で職員に別れの挨拶をした。和光病院は埼玉県にある二八〇床の認知症専門病院である。一緒に頑張ってきた職員を裏切るような後ろめたさもあって早々に挨拶を切り上げた。そのとき、医局の同僚の「僕らの仲間から、天下の松沢病院の院長が出るなんて、素敵な話じゃないですか」というつぶやきが聞こえ、続いてみんなの温かい拍手が起こった。和光病院は、私が去る直前、開設以来最高の収益を上げ「拘束しない、隔離しない、患者を選ばない」というポリシーが、報道機関からも注目されるようになっていた。

四月二日月曜日、私は病院参与として松沢病院にもどった。松沢病院には、一九八二年から九一年まで勤務していたので、およそ二〇年ぶりに古巣にもどったことになる。参与というのは院長見習のようなもので、院長になる七月一日までの三か月間、私は比較的自由な立場で病院内を見て回った。しかし、意気込んで帰ってきた懐かしい病院で、二〇年ぶりに目にしたものは、ここだけ時間が止まっていたのではないかと思うほど旧態依然とした病院の姿だった。現在の本館診療棟移転前で、病棟の建物が昔のままだったからだけではない。病棟で行われていること、外来の様子はもちろん、事務局に顔を出して庶務課の仕事ぶりを見たときは、二〇年前にタイムスリップしたかと思うほど昔のままの様子に唖然とした。

当時の私の日記を読みなおすと、ほぼ、毎日、病院で見聞きしたことに関する困惑、悲憤慷慨、嘆息があふれている。一か月が過ぎたころからは、睡眠障害や体調不良に関する記載が繰り返し現れはじめる。夜、何度も目が覚める、疲れているのに早朝に目が覚めて悶々とする、そして、些細なことで子どものように熱を出した。

私以前の松沢病院長の多くは、アカデミズムの世界で名を成した大学教授か、松沢病院という行政機構を内から支えた人たちである。ところが、私にはアカデミアの世界の評価もなく、行政機構を生き抜いてきた経験もない。他の院長になくて、私にあるのは民間病院で鍛えた経営感覚だけである。しかし、胸を張ってそれを主張する前に、「齋藤？　Ｗｈｏ？」という視線につぶされそうだった。今にして思えば、私のコンプレックスが、病院を見る目を必要以上に厳しくしていたのかもしれない。

松沢病院にもどって覚えた違和感を整理するなら、第一に、患者の苦しみに対する共感性の欠如、第二に、病院全体のホスピタリティーの欠如、第三に、精神科医の社会性の低さ、第四に、組織凝集性の欠如、第五に、経営意識の欠如である。これらは、いずれも病院経営にとって不可欠の要素である。数日前まで勤務していた和光病院が心地よかったのは、これらの要素がしっかり育っていたことによる。しかし、和光病院長になったはじめから、これらがそろっていたわけではない。院長になって一年が過ぎたとき、ほとんどすべての精神科医が入れ替わり、看護部長は三人目、事務長は四人目になっていた。けれどもこのときのメンバーがコアになり、少しずつ同じ志をもつ仲間たちが集まってくるようになり、毎日、みんなで努力を重ね、気がつけば、働く人にとっても、患者にとっても心地よい和光病院ができていたということだ。とはいえ、和光病院は埼玉県の一民間病院に過ぎない。人員においても予算規模においても松沢病院は和光病院の数倍のスケールをもっている。くわえて、松沢病院には一〇〇年を超える歴史があり、その間に営々と培ってきた伝統がある。その治療文化、経営のお役所体質は一朝一夕に変わるようには思えなかった。

それにしても、日本の精神科病院の代名詞ともいえるこの病院の、このまとまりのなさは何だろう。精神科医の数だけ個人営業のクリニックがあるように見える。患者、家族のみならず、出入りの協力企業に対するホスピタリティーの低さは、ほとほと情けなくなる。規模が大きいほど高くなければならない経営意識は、それまで勤務していた小規模な認知症病院とは比較にならないほど低い。医師についても、事務局にしても、松沢病院の経営意識はあまりに未熟だった。今振り返れば、着任から一、二か月の間に私をいらだたせたこの違和感が、その後の私と松沢病院が向かう方向を決めたといってもよい。

参与でいる七月までの間に行われたビッグイベントは、電子カルテの導入と落成した新病棟への移転であった。電子カルテの導入については、繰り返しリハーサルが行われたが、精神科医の欠席が多く、それでいて、始動直前になって不満が噴出したのも精神科医だった。それでも、他の都立病院で導入済みのシステムを入れたということもあって、実際に動きはじめれば比較的順調に適応が進んだ。三〇年前、大学での研修を終えて着任早々、慢性期病棟を一人でもたされた私は、分厚いカルテのペン書きの、ときには墨書きの古い記載を読み、そこに、日本の精神医学を牽引した綺羅星のような先人たちの名前を見つけては、その時代に思いをはせて胸を躍らせたものだ。しかし、電子カルテ導入によって、慢性期病棟の診察室に並んでいた、分厚い紙カルテが消えた。数十年の入院歴をもつ患者の人生が、電子カルテのサマリー一枚に押し込められた。

新病棟への移転は、最初に、広い敷地に点在していた二二の病棟のうち一五病棟を七階建ての新本館診療棟に移し、続いて、残る七病棟のうち退院目途のつかない長期入院患者を収容している六病棟を、本館に隣接した改築病棟に移動するという二段階で行った。広い敷地に、内庭付き低層病棟が点在するという、呉秀三以来の松沢病院は姿を消し、入院、外来、検査、事務など、病院の主たる機能が一つのビルの中に納まった。電子カルテの導入、新病棟への移転は、なんとか予定どおり、無事に終了した。松沢病院は、こうして新しい時代を迎えた。

新病棟への移転が終わって、その年の七月一日、私は、岡崎祐士前院長の後をついで、第一八代の松沢病院長となった。責任のない参与という身分から、病院全体に責任を負う院長となって、私は自分の前に立ちはだかる壁の高さ、厚さを改めて思い知らされた。良きにつけ、悪しきにつけ、東京都立松沢病院の基本的なありようは、その評判とともに確固として、多少の出来事で動揺するようなことはないと思われていた。参与という身分で、無責任な評論家のように批判するのは簡単だが、いざ、院長としてそれを変えようとすると、あちこちに軋轢が生じた。

私が院長の辞令を受け取った日、現場の事情をまったく考慮しない東京都の人事異動システムのおかげで、看護部長、事務局長が同時に交代した。企業のコンサルタントをしている知人にこの話をすると、そんなことが民間企業で起こったら一夜で株価が暴落すると言って笑われたが、結果的にはこの交代が、私にとって幸いだった。看護部長、事務局長の交代がなければ、松沢病院の固い岩盤に地殻変動を起こすことはできなかっただろう。特に、その後五年にわたって松沢病院の改革に協力してくれた黒田美喜子看護部長がいなかったら、そもそも、松沢病院の改革ははじまりもしなかった可能性がある。

あれから九年が過ぎた。一年間の新入院患者数は一・八倍、外来初診数は一・五倍と、増加する一方で、平均在院日数は一二〇日から六七日にほぼ半減した。二〇％近かった松沢病院の身体拘束率は三～四％に低下し、入院時、自発的な意思で入院する患者の数が、非自発的な医療保護入院数に迫っている。松沢病院は大きく変貌した。変化の方向を示し、抵抗を排して短期間に変化を推進するためには、現場を指揮する院長、看護部長の意思と決断が必要だったが、その後に起こった病院の変化は、起こるべくして起こったと私は思っている。職員の間に、私たちが示した改革を支持してくれる潜在的な共感があったからこそ、病院は変わったのだ。あるいは、これはおかしい、という職員の心に潜在していた強い思いが、私と看護部長が開けた小さな穴から奔流となってほとばしり出たという方が正確かもしれない。私たちが目指したものは何だったのか、病院職員の努力の原動力となったものは何だったのか。この章では、これまでの九年間の軌跡をたどってみようと思う。

患者の苦しみに対する共感性の欠如ということ

私が、松沢病院にもどった直後から一年間に覚えた五つの違和感については、すでに述べた。私は、その一番目に、患者の苦しみに対する共感性の欠如をあげた。私は、精神科医であっても看護師であっても、精神に障害をもつ人の苦しみ、悲しみに、本当に共感することは不可能だと思っている。身体の痛みや苦しみに比較すると、精神の障害による悲しみ、苦しみは質が異なる。それは、自分が何者であるか、という人間存在の本質にかかわる悲しみであり、苦しみであり、恐怖であるからだ。しかし、精神医学を職業とする者にとって、共感することは不可能だという自覚を保ったまま、それでも少しでも深く共感しようとする姿勢は不可欠である。文章が煩雑になることを避けるため、以下には、このようにして、不可能とは知りながら、常により深い共感を求める気持ちを共感、共感性と呼ぶことにする。

第二から第五の違和感については、これから本書のさまざまなところで語っていくこととして、ここでは、この第一の違和感についてだけ少し詳しく触れておきたい。なぜなら、これこそ、私が、抵抗があっても松沢病院を変えていこうとする原動力になっていたからである。

先に述べたとおり、患者の思い、あるいは存在そのものに対する深い共感を求める気持ちは、精神医療の基本である。そんなものが治療によい効果があるというエビデンスがあるかと聞かれたら、胸を張ってあるわけがなかろうと答える。そもそも、精神科の薬のほとんどには、症状を改善するというエビデンスはあっても、病気を治すというエビデンスはない。医療者にできることは、患者自身が病気を克服し、あるいは病気や障害と折り合いをつけてよりよい人生を歩く力を回復するまでの支援だ。そのとき、患者の苦しみや悲しみに対する支援者の共感が不可欠なのである。

四月に松沢病院にもどった初日の夕方、私は、かつて勤務したことのある認知症病棟を見に行った。病棟のドアを開ける瞬間まで抱いていた、感傷的なノスタルジアとロマンチックな期待はあっというまに吹き飛んだ。薄暗く、尿臭のする病棟ホールに、表情のない患者がぼんやりと座っている。笑顔がない、会話がない、ほとんど音がない。聞こえるのは、時折響く、悲鳴とも怒声ともつかぬ叫び声だけだ。昨日まで働いていた和光病院にあったものが何もない。それにしても、どうして、こんなに看護師が少ないのだろうと思っていると、日勤から準夜勤に交代する時刻の直前、大勢の看護師がナースステーションから出てきて、車いすに座っている患者たちを一斉に拘束しはじめた。

私が驚いたのは、患者のほとんどがそれに抵抗せず、無表情でされるがままになっていることだった。昔、一緒に働いたことのある年配の看護師が、私に近づいてきて言った。「齋藤先生、院長になるんでしょ。人手が足りなくて大変なんです。院長になったら何とかしてください！」。そのとき、病棟にいた患者は二七人、和光病院の一病棟分六〇人の半分以下だ。医師の数は二倍、看護師の数だって一・三倍、人手が足りないだって？　冗談じゃない。私は、何も言う気になれなかった。

三日後、覗きに行った精神科の救急急性期病棟でも個室のベッドのほとんどに拘束帯がついていた。日中、ホールで過ごす患者も、人手がなくなる夕方、ベッドに拘束されるのだろう。半分以上の患者が抗精神病薬による過鎮静で車椅子。ベッド拘束で肺炎になっている患者もいる。どんよりと淀んだ空気が満ちた病棟ホールに、たたずんでいるだけで動悸がしてきた。

それから数日たった日の午後、三〇年前に、松沢病院に赴任して最初に受け持った古い女子慢性期病棟を見に行った。病棟のしつらえ、芝生に覆われた静かな中庭に注ぐ春の日差しは、三〇年前とまったく変わっていなかった。

そのとき、私は、背後から一人の患者に声をかけられて振り向いた。

「齋藤先生、私のこと覚えている？　院長先生になるんですってね。おめでとう」

そこには、昔、この病棟で担当した患者が微笑みを浮かべて立っていた。三〇年前と変わらぬ病棟に、三〇年前の患者が立っていたのだ。三〇年！　私はこの間に、たくさんの経験を積み、さまざまな人と出会い、家庭をつくった。その同じ三〇年という歳月を、この患者はこの同じ場所で、自分では選ぶことのできない医師や看護師が次々交代していくのを眺め、訳もわからず薬を飲まされ、決まった時刻に決まった食事を与えられて過ごしてきたのだ。私がついさっき、懐かしく眺めた金網に囲まれた小さな芝生と、薄暗い病室だけがこの人の世界だったのだ！

私は、患者の名前さえ思い出すことができなかった。患者が声をかけてくれなかったら気づかずに通り過ぎたかもしれない。患者は、私を自分の病室に案内してくれた。かすかに足を引きずる患者の後ろ姿を眺めながら、私は少しずつ、彼女のことを思い出した。一〇代で発症、二〇歳になるかならぬかで飛び降り自殺を試みて失敗、複雑骨折をした後、足に後遺症が残り、家族にも見放されて入院が続いていた統合失調症の患者だ。

「先生がいなくなったときと同じベッドなの」

多床室の入り口側に置かれたベッドを見て、私は息をのんだ。ベッドに胴拘束用の拘束帯がセットされていたのだ。私の表情が曇ったのを見逃さなかった彼女の口をついて出てきた言葉が、さらに私の気持ちを凍てつかせた。

「夜の七時から朝ごはんまでの間だけなの……先月、私が勝手に夜中に起きて転んじゃったから……私のせいなの……」

なぜ、拘束されている患者が、拘束の言い訳をするのだろう……。まもなく院長になる予定の私から、病棟の看護師をかばおうとしたのだろうか。あるいは、言いつけたと思われて不利益を被ることを避けたかったのだろうか。もともと、足が悪いのだから、夜間、目覚めてトイレに立てばふらつくこともあるだろう。でも、だからしばられても仕方がないと、患者自身に言わせる精神医療とは一体何なのだろう。私たちは、三〇年以上にわたってこの患者の身体を閉じ込めただけではなく、その魂まで飼いならしてしまった。そんなことがあっていいのだろうか。昼間は歩いて自立できる彼女が、夕食の後、自分でベッドに横たわり、下半身をさらされおむつをつけられ、ベッドに胴拘束されて眠る様子を想像すると暗澹たる気分になった。転んだからなどという理由で、人をしばっていいわけがない。もっと怒ったらいいだろう、逆らえばいいだろうと患者に向かって叫びたかった。しかし、そういう抗議さえできない患者をつくってきたのが私たちの精神医療だということである。

患者に対する共感のなさは、拘束の多さや薬による過鎮静だけではない。四月中旬、新病棟移転に備えて、かつて殺人等の凶悪事件を起こした患者が集まっている病棟が、別の病棟に移るときの光景は、見ているだけで気持ちが萎えた。

病棟と病棟をつなぐ渡り廊下を、たくさんの荷物を持った患者が歩く。渡り廊下の両側五メートルほど離れた位置に、看護部長の指揮で、若い医師や看護師、警備員が等間隔で並ぶ。よい天気で、警護の列に並ぶのは日向ぼっこのようで気持ちがよかった。互いに冗談を言い合って笑っている職員も少なくない。しかし、まるで囚人か、捕虜のように、離れた場所から見張られながら、衣装ケースや風呂敷包みを抱えてとぼとぼ歩く人の気持ちはどうであったろう。触法歴があるとはいえ、何十年も入院して年老いた患者には明らかに過剰な警備だと思われた。長い通路の両側に警備の人を並べるほどの人手があるなら、患者の衣装ケースでも持ってマンツーマンで一緒に歩けばよいではないか。こういう移転、警護（私の目には監視に見えた）の計画を立て、実行していく過程で、その中を歩く患者の気持ちなど、一顧だにされていなかったのではないか。私は、明るい春の日差しを見上げながら、日陰の通路を古びた衣装ケースを持ってとぼとぼ歩く自分の姿を想像してみた。死にたいぐらい惨めな気分だった。

院長になってまもない、八月のある日、朝の申し送りで、一三歳の女の子が緊急措置入院したという報告を受けた。保護されていた児童養護施設で自殺すると言って騒いだという。最初の感情は、いくら死にたいと言って騒いでも、一三歳の子どもを、夜中に警察を呼んで精神科の救急に連れてくる児童養護施設職員のやり方に対する怒りだ。子どものためにしているとはとても思えない。万一のときに自分たちが責任を追及されることを避けたい、という以外の動機が何も感じられない。東京都には都立小児医療センターがあり、大きな精神科病床をもっているが、夜間休日にこうした救急を受け入れることはない。この朝も、小児医療センターと交渉をしたが、当日移送ということにはならなかった。

昼食後、私は、昨夜入院した女の子を診察しに行った。女の子は、興奮している患者を隔離する保護室とよばれる小さな部屋で、一人で泣いていた。保護室の鍵を借りるために覗いたナースステーションには、数人の看護師と、レジデントがいた。女の子の状況を聞いてもレジデントはまともに答えられない。レジデントが、ステーションの中にある保護室の監視カメラモニターをチラリと見て、「朝から、ずっとあんな感じです。あさって小児医療センターがとってくれるようです」と言う。家庭に問題があって施設に保護され、そこでも適応できなかった子どもが一人、大人だって気が滅入るような保護室に放置されているのだ。あんな感じとはどういう意味だ？薬とｍＥＣＴ(Modified-Electroconvulsive Therapy＝修正型電気けいれん療法)で静かにさせて退院させることが、精神科の治療だとでも思っているのだろうか。きれいな白衣を着て仲間と談笑している若い医師に、ナースステーションを出て、患者のそばに行け、保護室に行って患者と話をしてこいと叫びたかった。ああいう子どもをつくっているのは、われわれのような大人なんだと言いたかった。

患者や家族への共感を欠くという問題は、医師や看護師など現業職だけのことではなかった。認知症病棟で転倒し、骨折をした患者の家族からの抗議に対応する医事課やリスクマネージャーの報告には、患者家族に自分たちの責任を認めるような言質を与えず、慇懃無礼に相手の怒りをかわして問題を押さえ込もうとする意図以外、何にも感じられなかった。事故が患者を傷つけ、家族を混乱させていることは事実なのだ、病院に過失があるかないかより先に、そうした気持ちにより添おうとする気持ちがまったく感じられないことが、相手の態度を硬化させていることになぜ気づかないのだろう。そもそも、平時の信頼関係のなさこそが、事故が起こったときの訴訟リスクを拡大するという認識がない。精神障害者に対する共感の欠如は、個々の職員の問題ではなく、組織の問題である。それを何とかしなければ、患者への共感、納税者へのホスピタリティーなど生まれてこないのだ。

もちろん、一人ひとりの職員を見れば、心のこもった共感に満ちた対応をしている人もたくさんいた。一一月のある日、連日、自殺企図を繰り返す患者のそばに、一人の看護師がずっと付き添った。患者は、自分が眠ったらいなくなってしまうのだろうと言ってなかなか眠らなかったという。同じころ、拘束をくぐり抜けては自殺企図を繰り返していた患者に、週末の間、担当の医長が付き添い、日曜日には、ついに拘束なしで一晩眠ったという報告があった。工事の都合で、翌年までいくつかの病棟は築三〇～四〇年の建物を使用していたが、そういう病棟を回診すると、古い、汚い、不便だと苦情ばかり訴える師長の病棟は実際に薄暗く汚く見え、一方で、同じ構造であるにもかかわらず、古いなりに快適な療養生活環境をつくろうとする配慮が隅々まで行き届き、無機的な新病棟より木の感触が残る、古い病棟の方が落ち着くのではないかと思われるところもあった。そういう病棟は、患者の表情も穏やかに見えた。病棟の空気が、師長やスタッフのやさしさ、誠実さを語っているように思われた。

毎日、毎日、新しい課題が見つかり、毎日、毎日、誰かとぶつかり、抗うつ薬と睡眠導入剤がなければ熟睡できない日々が続いた。院長になって半年が過ぎようとする二〇一二年の終わり、一人の女性医師が退職の挨拶のために院長室に現れた。彼女は、私の机の上に、包装もしていない『ラ・マンチャの男』のＤＶＤをぽんと置くと、パッケージのソフィア・ローレンを見つめていた私に向かって言った。

「院長がまだ知らない隠れサンチョは病院の中にたくさんいます。ドン・キホーテがめげたらサンチョ・パンサは立てません。先生は一人じゃありません」

この医師自身は、すこぶる世話の焼ける人ではあったが、パッケージのソフィア・ローレンは、その後、ずっと私の机の上で、私の仕事を見つめ、私を叱咤している。明けて二〇一三年の正月、私は、書き初めに、「雖千萬人　吾往矣」という言葉を書こうとして、そばで見ていた妻に、お正月早々、みんなとけんかするようなお書き初めはやめてくれ、といさめられた。その代わりに私が選んだ言葉は、今感じている違和感を忘れまいという自戒を込めて、「初心不可忘」だった。

はじめの一年

就任直後の七月三日、幹部会、会議の合理化を検討開始した。出席率の低い、会議のための会議はなくてよい。やるからには、出席を取ってでも委員の出席を担保しなければならない。四日には、回診の方法を変更し、院長と二人の副院長が、看護部長、事務局長等と三つの班に分かれて回診することにした。これによって、従来は、全幹部職員が一か月で病院全体を回りきる、というペースであったものが、すべての病棟に、毎週、幹部による回診が入ることになった。自分が率先すればよい改革には、院長に向かって異を唱える人もなく、比較的、円滑に進んだ。

改革を前進させる際の足かせになったのは、松沢病院の中核を担うべき精神科の医師だった。医局員の中には、積極的に私を支持してくれる医師もいたが、あからさまに抵抗する医師もいた。

もっとも、困ったのは、どちらでもない医師たちだ。病院がどうしようと自分には関係ないという人たちだ。そういう医師たちが起こす不祥事への対応は本当に空しかった。

医師が障害年金の診断書を期限までに書かなかったために、患者が当然受け取れるはずの年金を受け取れなかった、家族相談だけで診察したことのない患者に家族名で向精神薬を処方し、患者がその薬を過量服薬して意識障害を起こした、医長が毎週自分で研究日を決め、休暇届を出さずに無断欠勤を続けていた、抗精神病薬の副作用防止の検査をレジデントが怠り、重症化して入院した患者を診察した医長もそれに気がつかず、患者の家族からの指摘ではじめて気づいた、頻繁に患者の家族とトラブルを起こし、処理を医事課に丸投げする医長がいる、等々、精神科医の不祥事は日常茶飯事だった。拘束の削減についてもあからさまに無視する精神科医がいた。指導する上席医が緩んでいれば、若い研修医の綱紀も緩む。毎日遅刻する、繁華街で酒と一緒に睡眠導入剤を飲み路上で意識障害に陥って救急搬送される、若い女性の患者と交際してもめごとを起こす、当直のたびに睡眠導入薬を服用し、業務に支障をきたす、挙句の果てには研修に出した他の病院で窃盗事件を起こして逮捕される……。警察に謝りに行き、迷惑をかけた病院に謝りに行き、説明のために都庁に呼び出され、院長になりたての数か月は事件が起こるたびに気が滅入った。松沢病院では、私が着任する前の数年間に、二人の研修医が自ら命を絶つという事件が続いていたため、研修医専任の指導医を決めて支援していたが、とても十分に機能しているとは思えなかった。

民間病院から移って、松沢病院の人事管理で最も大きな違和感をもったのは、不祥事を不祥事とせず、内々に注意し、書類を取り繕って済ませてしまうお役所体質だった。実際は遅刻しているのに、後から朝一時間、二時間の休みを取ったことにする、病院にいなかったのに、出勤簿の押し忘れということにする。不安だったのは、若い研修医が、綱紀の緩みを当たり前だと思ってしまうことだった。直接話をする機会をつくるため、毎週一度、院長応接室に研修医を集めて会食をすることにした。二人の副院長にも多大な経済的負担をお願いして、この、院長室での院長、副院長と初期研修医とのランチはコロナ騒動で中断する二〇二〇年春まで続いた。

院長になってみると、改めて都立病院の経済感覚に首をかしげることが多くなった。新病棟の中には、当初から使われていない、あるいは、使う当てのなさそうな高額な医療機器が目についた。事務局長に調査を依頼すると、まもなく腰を抜かすような報告が帰ってきた。眠っている機器は、診療機器だけで一億五〇〇〇万円、耐用年数は五～一〇年だという。新病棟移転の直前には、真新しい椅子八〇脚余りが購入後そのまま、倉庫にしまいこまれた。当初、使用する予定だった認知症病棟用の椅子が小さすぎて不安定であることがわかり、直前に大きくて安定した椅子に変更したのだが、先に契約した分もキャンセルせずに引き取っていたのだ。新築工事に際して数百万円のお金をかけて設置した保護室ドアのアラームは、診療の邪魔になると不評で、すぐに撤去された。

民間の病院であれば、無駄遣いはそのまま、自分たちの給与に関わるから買う前に慎重に考える。しかし、都立病院ではそういうことはない。新築などで予算があるときは、使うかもしれないものを買っておく。予算を取ったら、とにかく期限までに執行しなければならない。買ったものがまったく役に立たなくても、そのことを咎める人はいないが、予算を取って使わなければそれは失点になる。毎年度末、余ったお金をどう使うかで事務方が奔走する。たとえば、院長表彰の副賞には二〇〇万～三〇〇万円の備品費をあてるという習慣があった。受賞した職員が所属する部署に、これだけの備品費を与え、欲しい備品が買えるという制度である。こうすれば、病院幹部が予算消化に悩むことはない。院長になった年に、この副賞をやめた。

参与として松沢病院にもどった直後、庶務課長に支出を固定費とそれ以外に分けて、それぞれの詳細を知りたいと依頼した。一か月ほどして事務局長と庶務課長が来て「先生がいらしたような民間と違い、都立病院の支出はすべて固定費です」と言われた。予算は倹約して残すより、使い切った方が、評価が高い。予算を超えてしまっても、支払いがショートすることはないし、職員の給与が下がることもない。院長に就任した直後、九億円超の工事をする計画の説明を受けた。ところが、工事に関連した予備費が三〇万円しか残っていないと言う。それで工事ができますかと質問した私に「私が申し上げているのは、松沢の財布が空だということですが、新宿の金庫には札束がうなってますから心配ありません」と答えた庶務課長の笑顔を私は忘れることがない。ことほどさように、民間病院の厳しい財務を経験した私には、公務員の金銭感覚はおよそ理解しがたいものだった。

支出に関する構えがこんなものなら、収入についても鷹揚なものだ。二〇一二年一〇月、新棟に移転してからの五か月間の診療報酬に、一億六〇〇〇万円の請求漏れが発覚した。これだけの欠損が出ても、院長が注意を受けるでもなく、担当者が始末書を書くわけでもない。これとは別に、一三年度から一四年度の間に、松沢病院の医業収入は八億円増加するが、これは、医事業務の戦略を誤らなければ、一二年度から、何もしなくても得られるはずの収入を回復したというに過ぎない。つまり、新病棟開設当時の企画担当者がしっかりしていれば、もっと早くから得られた収入なのだ。しかし、八億の増収は私を含め、そのときの病院執行部の手柄ということになり、数億円の収入をドブに捨てた企画係長は、ご栄転で事後的にも責任を問われることはない。

事務方に経済感覚がなければ、現場にもありようがない。各病棟を回っても、要求ばかりで、コスト意識というものがない。職場ごとのヒアリングは、胃が痛くなり、腹が立ち、イライラが募った。たとえば、依存症グループのヒアリングでは、デイケアの稼働率が二〇％弱であることを指摘して改善を求めると、非常に評判の悪い民間の医療機関を引き合いに出して、自分たちはよいケアをしていると言い張る。倍以上の経費をかけて、定員の二〇％の患者を相手にして、ケアの質で劣ったら話にならない。さらに、医長二人、指定医である医員一人、週四日の非常勤医一人が常勤しているのに、二人が同時に休むと法定の施設基準を下回るので増員を、と言われたときにはあきれて言葉が出なかった。

この、公務員組織の経営感覚の欠落は、たぶん、都立病院経営の最大のネックである。しかしながら、私が就任した当時の事務局長、庶務課長が言う「すべてが固定費」という主張はそれなりに正しく、一都立病院の院長が何かを言って変化するものではない。新任直後、私は、少なくとも、自分自身はこの経済感覚になじむまい、ということだけを心に誓った。こうした無責任な金銭感覚、希薄な経営意識は今なお、松沢病院経営の大きなリスク要因となっている。

松沢病院のマーケティング

松沢病院は、国公立病院を含む他の精神科病院に比較して多くの資源をもっている。特に、民間精神科病院との差は歴然としている。民間病院である和光病院では、医業収入の七〇％前後を人件費とし、残り三〇％が運営に要する経費、減価償却、将来に備える内部留保になる。松沢病院では、医業収入より人件費の方が大きい。さらに人件費とほぼ同じ金額が経費として使われている。都立病院には、将来に備える内部留保は必要ない。松沢病院の経費は文字どおり、使われてなくなるお金なのだ。もし、松沢病院を民間病院並みに経営しようとするなら、まず、人件費を三〇～四〇％削減する必要がある。さらに、毎年の経費を収入の中に収めるためには、人件費以外の費用を六〇～七〇％削減しなければならない。逆に言うなら、これだけのお金を使うことを納税者に認めてもらうためには、納税者が納得する特別な医療を行う必要がある。松沢病院という事業体のステークホルダーは、患者、家族、職員だけではない。他の医療機関、福祉機関、一般納税者等々が含まれる。公立病院は、現在の患者だけの利益を目指すのではなく、もちろん、そこに勤務する人たちのやりたい医療をするのでもなく、納税者に求められる医療をしなければならない。そんなことは説明する必要もない、と思うのだが、そういう常識が通じない。

院内のヒアリングで耳にした精神科医たちの主張には、こうした公立病院としての基本的あり方への自覚がほとんど感じられなかった。それがそのまま、当時の松沢病院に対する外部からの評価につながっていた。

七月に院長に就任して、最初に着任の挨拶に出向いた渋谷区医師会理事会では、椅子を勧められることもなく、新任の事務局長と二人で入り口に立ったまま、大きなテーブルを囲んで座る理事に頭を下げて帰ってきた。八月に都庁で開かれた東京精神科病院協会との意見交換会は、意見交換とは名ばかりで、松沢病院と東京都に対する批判、注文が延々と続いた。東京精神科病院協会には代議士や都議会議員が顧問として同席しており、都庁の役人は一言の反論もしない。いたたまれない会だった。もっと驚いたのは、年末に開かれた世田谷区医師会の忘年会だった。招かれた病院の代表が一言ずつ挨拶ということになったとき、最初に立った国立病院の院長が、私がいるのを知って、松沢病院に救急患者を断られて困ったという話をした。すると、その後、挨拶に立つ病院長が、次々、松沢病院に対する「要望」という名の批判を繰り広げる。もちろん、中には、おまえに言われたくはない、という病院長だってたくさんいたのだけれど、多勢に無勢で、自分がどんなスピーチをしたかさえ覚えていない。

二〇一二年から一三年にかけて、松沢病院に求められる医療に関するマーケティングを行った。

みんなを納得させるためにも、外部の評価を映す数字が必要だった。調査の対象の第一は患者、第二は民間の精神科病院、第三に診療所である。患者を対象とする調査は、松沢病院が質の高い医療を推進していくために不可欠である。診療の質を評価するのは、何より、患者自身であるべきだから。第二、第三の調査対象は、業界団体による厳しい評価を改善するためのものだった。

患者のアンケートは、従来から行われていた退院患者アンケートの充実、都庁が隔年で行っていた在院患者、通院患者アンケートの拡充である。これらの具体的内容は、後の項で詳しく述べる（一〇四ページ）。

医療業界団体に対する調査は、東京精神科病院協会、地元医師会、東京精神神経科診療所協会の協力を得て行った。最も厳しい意見が集まったのは東京精神科病院協会傘下の病院だった。三八施設から回答を得た。精神科に関しては、満床を理由に転院を断られ、なかなか受け入れてもらえない（多数）、入院までの時間が長い（多数）、民間では処遇困難な患者こそ受け入れるべきだ（多数）など、身体合併症病棟については、合併症受け入れを円滑にお願いしたい（多数）、転院予定日前に様態が変化して救急搬送したら、予約前であることを理由に拒否された、ターミナルの患者を受け入れてもらいたいなどだった。

これらの調査結果に加えて、現状の患者受け入れ状況を精査し、松沢病院が行政医療として担うべきターゲットを絞り込んだ。第一に、統合失調症、薬物依存、治療意欲のないアルコール関連障害、脳器質性障害など、質、量ともに多くの医療資源を必要とする患者である。民間病院では、治療困難な病識を欠く精神障害者の治療、総合病院では、対応困難な身体合併症の治療などである。第二には、経済力が低く、家族支援が期待できない社会的資源をもたない患者である。家族のいない生活困窮者、家族とのトラブルを抱える患者、あるいは家族の存在そのものが治療の遂行を阻害しているケース、生活保護以上だが自立できない経済状態の患者等々、さまざまな社会心理的困難を抱えている患者である。これらの患者の治療、退院支援には、診療報酬ではカバーされない強力なソーシャルワークが必要であるばかりか、当然、受け取れるはずの診療報酬や入院中の経費が未払いになるリスクも大きい。民間の医療機関に押しつけるわけにはいかない。

こうして階層化し、絞り込んだ対象に対して、次のような経営方針を考えた。第一に、民間医療機関からの要請を断らないということである。第二には、患者さんに選ばれる病院をつくるということだ。目標が具体的になれば、それをみんなに示して実現していけばよい。

抵抗が大きかったのは、依存症医療であった。依存症の専門的治療機関を標榜する国公立医療機関の多くが、断酒の意思のある患者を開放病棟に入院させ、断酒プログラムを提供している。二〇一二年、新病棟開設当時の依存症病棟には、二人の医長と一人の依存症専門医を目指す医師、一人の後期研修医が勤務しており、他の多くの国公立病院同様に、断酒の意思のある患者だけを受け入れていた。

ところが、東京都全体を見渡せば、こうした依存症医療を行う民間病院はいくつかあり、病床は余っていた。一方で、断酒の決意を維持できず、心身にアルコール、薬物による有害な事象が出現している患者は、地域ではつまはじきにされ、依存症医療には相手にされず、一般の精神科病棟に非自発的な入退院を繰り返していた。やめたいと思ってもやめられず、自暴自棄になって身体と精神の機能をむしばみながらアルコールや薬物に耽溺する患者については、当然のことながら治療効果が出にくく、診療報酬が安く、入院中はトラブルが多くて人手が必要だ。ところが、依存症治療の専門家を名乗る多くの医師と国公立病院が、こうした患者には門戸を閉ざしている。しかし、私は、こうした患者こそ、松沢病院が引き受けるべきだと考え、そう主張した。

私の提案に対して、依存症病棟の医長は、依存症病棟は、従来のやり方で運営するように設計されていて、離脱の意思のない患者や、トラブルの多い覚醒剤依存者を診察するためには保護室が足りないと言う。そこで、四八床(うち保護室一〇床)の依存症病棟を、三五床(うち保護室一四床)の病棟に移動することを提案した。ところが、その話をしてまもなく、依存症病棟の医長が、転勤を申し出てきた。翌週、もう一人、さらに少し間をおいてもう一人が退職を申し出た。依存症病棟の三人の常勤医師が一度にいなくなるのである。医局長が院長室に飛んできて、依存症病棟の医師たちが、院長は一言も慰留しなかったと文句を言っている、ここは頭を下げて翻意を促してはどうかと言う。しかし、私はすでに腹をくくっていた。クビにできない公務員が自分からやめると言ってきてくれたことは渡りに船だった。都立病院の依存症病棟が、自分たちの診たい患者だけを選んで、面倒な患者を他の病棟に押しつけることの弊害は、二〇年前、私がこの病院に勤務していたころからの宿痾《しゅくあ》だったからだ。

すると今度は、外来の依存症家族会が都庁に泣きついた。家族会には、直接会って、私の計画を説明し、これまでのような離脱プログラムは外来デイケアで提供することを告げて納得してもらった。最後に、都庁の福祉保健局の部長に呼び出され、医局が崩壊するからなんとかしろと言われたが、これは無視することに決めた。徐々に風向きが変わり、私の方針に真っ向から反対する人がいなくなると、依存症病棟の医長が院長室に来て、「依存症病棟の医師三人が一度に辞めるのは、偶然であって、示し合わせたわけではありません」と言う。何をか言わんやである。

もう一つ、依存症病棟の入院患者の約一七%が覚醒剤依存であるという点も、松沢病院が、「依存症専門医療」を標榜する国立、公立病院とは大きく異なる点だ。これらの国公立病院の依存症病棟の多くは、治療意思のないアルコール依存症患者、覚醒剤、麻薬依存等の入院治療を行っていない。覚醒剤依存患者は、しばしば、社会的なトラブルを背負っている。そういう患者を、依存症専門治療を標榜する国公立医療機関やそこで働く依存症専門医が拒むのは、税金で給料をもらう者として、きわめて無責任だと私は思う。まして、薬物依存症患者は刑罰ではなく治療を必要としている等と言いながら、自分の病院には入院させず、民間病院に押しつけるのは言語道断だ。

翌年の春、三人の専門医が退職した。依存症病棟は、四八床の病棟から三五床の病棟に移動したにもかかわらず、その後、入院患者が増加した。社会には、治療意欲のない依存症患者の治療というニーズがあったからである。院内的には、依存症専門病棟と、一般精神科病棟、合併症病棟の間の、処遇困難患者の押しつけ合いがなくなり、互いに協力して治療にあたることができるようになった。妥協しないで依存症医療の問題を切り抜けたおかげで、民間医療機関の要請を断らないという目標は、この後、大きな抵抗もなく進展した。

外来を変える

外来の改革は、着任直後からはじめた。たくさんある病棟の治療文化を変えるには、大きな時間とエネルギーが必要だが、外来のシステムを改革することなら、なんとかなりそうに見えた。伝統的に松沢病院の外来は、個々の医師が外来ブースを使って個人開業しているようなもので、外来医長は特別な権限も機能ももたず、組織図を見なければ、だれが外来医長だかわからないような存在だった。かつてのように、一人ひとりの医師に力があり、自分たちの診療したい患者を自分たちのペースで診察すればよかった時代ならそれでよい。しかし、二〇一二年の松沢病院外来は、医師の実力にもムラが大きく、個々人の診療のモニターもできず、多様な社会の要請に応える気概もなく、いかにも時代遅れに見えた。

外来診療の効率化を図るために、外来予約制の徹底、初診患者の予約制導入、医師の外来枠の固定を掲げた。初診の予約制、外来枠の固定にはベテランの医師を中心に抵抗もあった。それまで、自分の外来日以外に、患者の都合に合わせて自由な時間に外来予約を入れ、そのたびに病棟から出てきて診療をしていた医師が少なくなかった。こうすると、医師は、自分の外来日以外にも不定期に病棟診療を中断して外来に出なければならない。外来日以外は、クラークから電話を受けてから外来に来るので患者の待ち時間も長くなった。少数の医師で病棟を運営しなければならない精神科の病院では、こうした方法は病棟診療の資源を細らせ、同時に待ち時間が長くなって患者にも迷惑をかける。

ところが、それをしてきた医師にしてみれば、自分は、患者のために患者の都合に合わせて診療をしているのに、新任の院長が、効率ばかり言い募って邪魔をする、ということになる。初診予約制についても抵抗は激しかった。いつ来ても診察するのが松沢の伝統なのにそれに異を唱えるとは何ごとか、何日も予約待ちができる患者は松沢なんかに来る必要はない、こういう主張に一々反論しても水掛け論に陥るだけだった。毎日、外来クラークが待ちくたびれた患者の苦情にどれだけ苦労しているか、外来看護師が患者をなだめるのに疲弊しているかは、診察室の中にいる医師にはわからない。ほとんどの場合、外来クラークに対しては居丈高に抗議する患者も、診察室に入って医師と対面すると、待たされた苦情を直接医師にぶつけることはない。

予約制の徹底と同時に、外来を統制できる外来医長を置くことにした。これまでのように、名ばかりの外来医長ではなく、毎日診療に訪れる初診、再診患者をさばき、院長から若い医師までの外来を統制する力のある医師が必要だった。「いつでも診るのが松沢の伝統だ」「自分たちは患者のためによい医療をしている」と言って予約制に反対していた医師たちの主張が、いかに根拠のないものだったかは、その後の外来診療統計を見れば説明の必要もない。

二〇一一年に五七五二人だった外来初診数は、三年後の一四年には八一六五人に増加した。再診患者数も同じ期間に九万七七四五人から一一万七〇〇〇人になった。松沢病院は、都立八病院中、診療待ち時間が最も長い病院という汚名を返上し、いつのまにか、最も待ち時間の短い病院になった。おのおのが、それぞれの方法で勝手に頑張るより、統制のとれたシステムの方が、職員のためにも、患者のためにもなることは歴然としていた。待ち時間が非常に短くなったことに加え、外来医長がいつも外来看護ステーションに立っていることで、患者の苦情は減り、クラークや外来看護師の安心は比較にならないほど大きくなった。予約制にして外来が円滑に流れるようになり、かえって、松沢病院は頼めばすぐに診てくれるという評判が高まった。

縛らない精神医療

外来のシステム変更と同じく、院長就任と同時にはじめたのは、二四時間隔離と、拘束の削減だった。私は同時期に着任した新任の黒田看護部長と二人で、回診時に、拘束されている患者、二四時間隔離されている患者を、全員、必ず直接診察することにした。漫然と拘束していると、回診時、院長と看護部長の病棟滞在が長くなる。院長が、直接患者に会って拘束していることを理不尽で申し訳ないと思っていると伝え、去り際に看護部長が、縛られた患者の体に静かに触れながら、もう少し頑張ってくださいね、と言う。二四時間隔離されている患者の保護室には、鍵を開けてもらって中に入った。数か月のうちに、身体拘束、二四時間の保護室隔離はみるみる少なくなっていった。

八月、診療部長と、看護担当科長が院長室に来て、組織としての隔離、拘束最少化に向けた最初の打ち合わせをした。九月には、全職員を対象に、隔離、拘束をテーマにした講演を行った。医療倫理、精神保健福祉法の話からはじめ、隔離、拘束が精神科治療の中にどう位置づけられるべきかについて私の考えを話した。一二月に開かれた院内の業務改善発表会では、外科病棟の看護師が、外科病棟における拘束削減をテーマに研究発表をした。発表を聞きながら、拘束削減が着実に進んでいること、「院長が言ったから」やっているのではなく、病棟職員が患者との関係の中で拘束はない方がよいと感じてくれていることが伝わってきて、とてもうれしかった。

この間、隔離、拘束を減らそうという努力の中心となり、実際にさまざまな試みを牽引したのは、看護部長に指導された看護部だった。拘束をやめることに最も影響を受けるのは看護師である。患者による暴力の対象はたいてい看護師だ。直接患者のそばでケアをし、患者が抵抗する服薬を促し、患者が希望する外出を止めるのは、看護師だからである。さらに、認知症病棟で患者が転倒して骨折したとき、事故の報告を書くのは看護師である。家族が訴訟を起こせば、病院、東京都が対応するが、院内の検証で、リスクマネージャーにあれこれ聞かれて、ときに嫌な思いをさせられるのも看護師である。病院としては、事故そのものではなく、事故にまつわる看護師の心理的負担を軽くしなければならない。

隔離、拘束最少化の側面支援として、まずは事故のリスクを適切に管理しなければならない。

事故は、必ず起こる。事故のたびに、二度とこのような事故は起こしませんといって、幹部がテレビカメラの前で頭を下げるような企業は、必ず、また同じような事故を起こす。必ず起こる事故のリスクをコントロールするのがリスクマネジメントである。病院のリスクマネージャーの中には、事故のないときはのんびりおしゃべりで時間を潰し、病棟で事故が起こるとやたらに張り切り、現場の責任を追及する人がいる。こういうリスクマネージャーは、百害あって一利もない。

リスク管理の分野で有名なハインリッヒの法則では、一件の重大な事故の陰に三〇〇件のヒヤリハット(ごく軽度のインシデント＝事故につながりかねない医療行為を未然に防げた例や、実施されたが傷害や不利益を及ぼさずにすんだ事象、医療事故や医療過誤などに事前に気づいて対処できた事例など)があるとされる。二〇一二年以前、松沢病院におけるアクシデント(深刻な事故)の件数に対する、ごく軽度のインシデントの比率は、一対三〇〇には程遠い一対一〇程度であった。アクシデントは、重大な事故なので、この数をごまかすことはできない。軽微なインシデントの報告は、本人が黙っていればカウントされない。松沢病院のインシデント・アクシデントレポートを見ると、黙っていればわからない程度のインシデントがほとんど報告されないという、企業文化がにじみ出ている。これは、職員のモラルの問題というより、リスクマネジメントのまずさであり、組織としてのリスクに対する誤った考え方の表れである。

幸い、電子カルテシステムが導入されたのを機に、軽微なインシデントの報告は、簡単に済ませられるようになった。明らかな怠慢や法令違反がないかぎり、報告者の責任を問うことは絶対にしない、大きなアクシデントが起こったときの責任は病院幹部が負う、というメッセージを、現場に繰り返し伝えることが重要である。新任の看護部長の下で、リスクマネージャーが交代したことも、松沢病院のリスク管理に関する考え方を大きく進化させ、その結果、現場の職員がリスクを恐れず仕事ができるようになった。

一方で、これだけ努力しているのだから、あるいは、これだけ危険な患者を扱っているのだから仕方がない、というエクスキューズを妥当な範囲に収めるために、自分たちの努力がどの程度のものなのかを知る必要がある。認知症病棟で、拘束するのは人手が足りないからだと言った看護師は、ずっと人手が少ない和光病院の職員がまったく拘束をしていないという事実を知れば、自分たちの仕事を見直すだろう。精神科病院の常識は、往々にして世間の非常識である。自分たちは特別な仕事をしているのだから、という言い訳をしていると、自分自身に対する評価がどんどん甘くなる。精神科病院では、患者や家族の苦情が、一般病院の患者のようには管理者に届かない。病棟内でもみんなに共有されることは少ない。たとえ、学校を出たばかりの若い看護師が、先輩のやり方に疑問をもち、患者や家族の苦情を伝えたとしても、「精神病の患者が言っていることだから」「あの家族は病気みたいなものだから」と先輩に言われればそれで終わってしまう。

患者アンケートの活用、面会家族をできるだけ病棟内に入れる、見学や研修を積極的に受け入れることなどで、患者、家族、あるいは学生や同業者の目を意識しながら仕事をするようにした。保護室にいるから、拘束しているからと面会謝絶にするのではなく、治療に苦戦しているときこそ、可能なかぎり家族と一緒に患者に会うことが重要である。そうすることで、仕事に甘えが生じないだけでなく、家族に精神医療の現場を理解してもらうことができる。

精神科の病院に肉親を入院させるということで、後ろめたさを感じている家族は少なくない。そうした後ろめたさが、事故が起こったときの訴訟リスクを高め、職員を萎縮させ、その結果、拘束や隔離などの安全策に走らせる。医療機関の医師、看護師配置を定めた医療法には、精神科特例という例外措置がある。一九五八年に、精神科病床の増床を容易にするために定められたこの特例は、精神科単科病院の医師数を一般病院の三分の一、看護職員を三分の一でよいと規定している。その後の法改正で、看護師は一般病院の四分の三まで増えたが、精神科単科病院である松沢病院は、依然として一般の総合病院に比較して、はるかに少ない人員で医療・看護を強いられている。そのことだけで事故のリスクは高まる。さらに、精神症状の増悪は患者自身のリスク管理能力を低下させる。家族に、そうした、現場の状況を理解してもらうことができれば、訴訟リスクは大幅に小さくなる。

私が院長に着任したとき、松沢病院はいくつかの家族による訴訟を抱えていた。一方で、二〇一二年三月まで院長を務めていた和光病院では、同じような頻度で事故が起こっているにもかかわらず、六年間、一件の訴訟もなかった。和光病院には、松沢病院のような立派な家族面会室はなく、家族は全員病棟内で面会する。また、面会時間制限がないので、夜間人手の少ない時間に病院を訪れる家族も少なくない。家族は、病院の様子を知っているから無理な要求はしない。一方、職員は、夜、人手の少ないときでも看護の手を抜いたりすることがない。

もう一つ、自分たちの仕事を評価するための制度として、二〇一三年度から第三者評価委員会を設置した。これは、院外の看護、精神科医、法律その他の委員が病棟内に入り、病棟におけるパフォーマンスを観察しレポートを行い、年度の終わりに、第三者評価委員、病院幹部、病棟スタッフが集まってディスカッションを行うというものである。こうした外部評価は、評価する側とされる側が慣れていかないと十分な機能を発揮できない。年々、経験を重ねていくことが重要である。ただし、第三者評価には、けっこうな事務仕事をともない、事務方の協力なしにはできない。一方、二年交代で回ってくる事務職にとっては、本庁の命令以外の仕事はすべて余計な仕事である。和光病院では黙っていても積み上げられた経験が、松沢病院では、毎年、指示し続けなければ続かない。公務員事務職員にとって重要なのは、病院の診療の質の向上より、本庁の評価である。

外部の評価と並んで、患者自身の声を聞くという姿勢も重視した。看護ステーションのカウンター越しに話をするのではなく、患者のいるホールに出て話をする、やむを得ず、隔離や拘束を行ったとしても、保護室内の患者を離れたところから監視カメラの画像でモニターするのではなく、患者の近くにいて、罵声を浴び、つばを吐きかけられる経験をしなければ患者の気持ちはわからない。さらに、後に触れるように、患者アンケートを充実させて隔離や拘束を受けた患者に自分の体験を語ってもらい、それを担当した医師、看護師が読むようにした。こうした努力の積

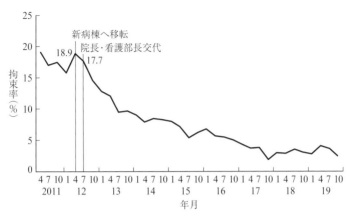

図3-1　松沢病院における拘束率

$$\text{拘束率}=\frac{\text{四半期に拘束されたのべ人数}}{\text{四半期に入院したのべ人数}}\times 100(\%)$$

み重ねが、病院全体の看護の質を向上させた。

院長に就任したとき一七・七%だった拘束率は、一年後には九・五%、二年後には七%台になって二〇一七年には三・九%、一八年、一九年は三・三%にまで低下した(図3-1)。一七年、劇的な拘束率減少を確認した時期、私には小さな危惧があった。拘束帯で拘束する代わりに、薬物による過鎮静が増えているのではないかという心配である。

この年、一人の初期臨床研修医が、拘束削減前後の患者の入院直後の処遇を比較する研究を行った。夜間、休日、自傷他害の恐れを理由に緊急措置入院した二〇一二年の患者と、一六年の患者の状態を比較した。拘束率は、一二年の六六%から四年後の一六年には二%にまで劇的な減少を示していた。しかし、さらにうれしかったのは、同じ期間に、入院時静脈注射で眠らせる患者の割合が七五%から六一%に減少、入院翌朝、服薬を進められて自分から薬を飲む患者の割合は、八％から三四％に増加していたことだった。拘束する、という行為が患者をかえって興奮させ、薬による鎮静を要する原因となっていた。入院時、医師、看護師が有無を言わせず拘束することをせず、誠実に入院を説得した結果、翌朝の拒薬が減少していたのだ。あとは、現場のスタッフに任せればよい、という実感をもつことができた瞬間だった。

民間医療機関の依頼を断らない

二〇一二年四月に参与として病院にもどった直後、朝の看護部、医局幹部、当直医の申し送りで、前夜当直だった女性の医師が、大学病院内科からの、アルコールせん妄患者受け入れを断ったという報告をした。当直医が、家族がわからず、アルコール離脱症状（禁断症状）が続く可能性もあり、リスクの高い患者で、こちらにババを引かせようという意図が見え見えだったから断りましたと説明すると、聞いていた診療部長が笑いながら小さく拍手し、看護部長が「えらい」と言った。私は、はらわたが煮えくり返る思いだった。こういう患者を大学病院の内科に置くのと、松沢病院が引き取るのとで、患者にとってどちらにメリットが大きいかを考えてみれば、この理屈のいかにばかげているかは誰にでもわかるはずだ。たぶん、断られた患者は、ベッドに拘束されて身動きできないまま、大量の薬物で鎮静され、身体的な治療が終わり次第、大学病院から追い出されたはずだ。たとえ、上を向いていても、ババを引きまくるのが税金で運営される病院の使命ではないか。患者を引き受けるべきか否かは、患者の立場で考えるべきで、医療機関同士の責任の押しつけ合いからは、何も生まれない。

実はこの数か月前、和光病院の院長だったころ、松沢病院に苦い思いをさせられたことがあった。和光病院に入院した認知症患者が、入院後の検査で結核菌を排菌していることが明らかになった。患者の住所は世田谷区、患者のたった一人の家族も高齢だったので、松沢病院の結核病棟に転院を依頼した。転院当日、必ず一一時までに到着しろと言われていたので、九時には救急車で和光病院を出発させ、松沢病院の駐車場で待機させることにした。救急車を見送って一件落着と思った矢先、午前一〇時になって松沢病院から連絡が入った。陰圧室がふさがっているので、排菌している患者はとれない、ついては今日の転院はキャンセルにしてくれと言うのだ。患者はもう出発している、排菌していることは先に送った紹介状に書いてある、何を今さらといきり立つ私を制して内科部長は、「お上にはよくあることです」と笑いながら言うと、埼玉県内の結核病棟を探し、救急車をUターンさせてその病院に送り込んだ。

松沢病院の結核病棟一八床が満床であったことは、たぶん、歴史上一日もない。陰圧室がないと言って断られた患者が、民間の老人病院にもどれば、そこには陰圧室どころか満足な隔離ができる個室もない。現実の臨床医療では、妥協しなければならないことはいくらでもある。松沢病院結核病棟の一般個室に結核患者がいることのリスクと、同じ患者を和光病院内で処遇することのリスクの大きさは、比べることさえナンセンスだ。先の当直医といい、結核患者の転院をその日の朝になって断ってきた内科医長といい、相手の病院の状況を考え、患者にとってよりよい方法を選ぶという視点がまったくない。たとえ、松沢病院の医療が六〇点になるとしても、民間病院においておくことが五〇点なら、躊躇なく患者を引き受けなければならない。

松沢病院では、病床が空いているのに、他院からの入院依頼を断る、というのは私が若いころから日常的に起こっていたことだった。「その病気の専門医がいないから」「今、難しい患者さんが集まっていて、これ以上入院させると医療の質が落ちるから」「松沢病院は重症患者を診るのが使命なのだから、自分で入院したいというような軽症患者は入院対象ではない」等々、理屈は後から何とでもつく。しかし、民間の病院から眺める景色はまったく違う。医者の数、看護の質、建物の装備、医薬品と、どれをとっても松沢病院は精神科病院の中で群を抜いている。松沢病院が、よい医療ができないからという理由で拒絶した患者は、必ず、松沢病院より資源の劣る病院に行く。誰も、松沢病院に理想の医療を求めているわけではない。周囲と比べて、松沢病院がベターだと思うから紹介してくるのだ。

院長就任早々、私は、当時の松沢病院の一〇〇床当たり医師、看護師、コメディカル、事務職員数を、その他の自治体立病院、民間病院と比較したグラフ（図3-2）をスタッフに示し、自分たちがいかに恵まれた環境で仕事をしているのかについて自覚を求めた。もっとよい医療を提供できる病院があるはずだという理由で松沢病院が紹介患者を断るという行為に大義名分が立つのは、松沢病院以上に優れた医療を提供できる病院に話をつけ、入院の了解を取って患者を送ることができるときだけだ。

たとえば、当時、松沢病院では摂食障害の患者を、「専門医がいない」という理由でしばしば門前払いにしていた。都内に、摂食障害の「専門医」として有名な医者は何人もいたが、実際にその人たちの予約を取るのは容易なことではなかった。さらに、有名な「専門医」の多くは、大学や研究所に所属して、治りやすい若い患者を診るだけで、松沢病院に入院を要するようなこじれたケースは引き受けてくれない。松沢病院で専門医がいないと言われて断られた患者は、民間の精神科病院に入院する以外にない。たとえ専門医がいなくても、精神科医と内科医が常勤する松沢病院に入院することは、摂食障害で身体機能が危うい患者にとっては現実的に最良の選択だったはずだ。

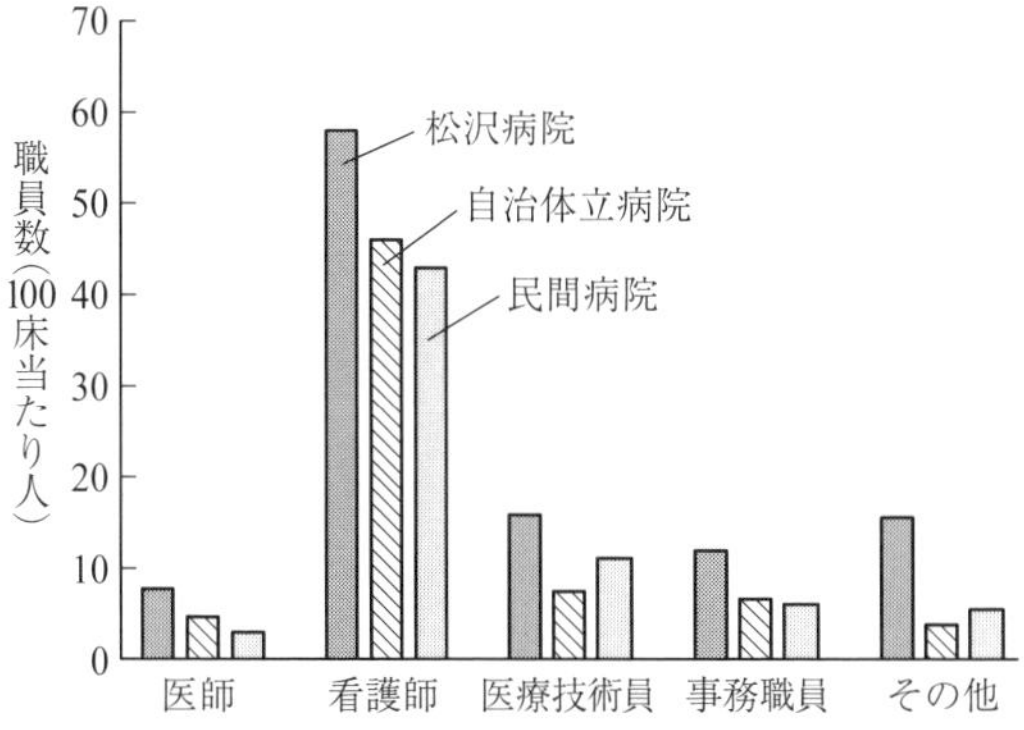

図 3-2　精神科病院における 100 床当たりの職員数．平成 24 年度松沢病院年報，平成 23 年病院経営実態調査報告から作成
医師：研修医を除く常勤換算数（松沢病院は身体科医師を含む）
看護師：看護師＋准看護師＋看護補助員
医療技術員：薬剤＋放射線＋リハビリ＋栄養＋その他の医療技術員
松沢病院の事務職員：東京都職員＋協力企業職員

　現在、松沢病院には、毎年四〇～五〇人の摂食障害の患者が入院する。多

くは、あちこちの医療機関がさじを投げたような困難事例だが、病院のスタッフは一人ひとりの患者に誠実に向き合って治療を行っている。こうした経験が、教科書を書くような専門医とはまったく異なる、松沢流の医療の専門性を育てていると私は思う。

医学的、社会的に困難なケースを国公立病院が断って、民間病院に押しつけることは、ただでさえ大きい国公立と民間病院の人材資源の差をさらに大きくすることになる。困難なケースを国公立病院が積極的に引き受ければ、民間病院は仕事がしやすくなり、おのおのの特性を生かした精神医療を展開できるようになり、最終的には東京都全体の精神医療の質が向上するはずなのだ。薬が効かない、重篤な合併症がある、家族とのトラブルがある、医療費を滞納している等々で、民間病院がてこずっている患者を積極的に引き受けるのが都立病院の仕事であろう。いちいち理詰めで説得するより「民間医療機関の依頼を断らない」という具体的でわかりやすいキャッチフレーズを掲げたことが功を奏して、紹介患者受け入れはみるみるうちに向上し、病床稼働率も急上昇した。

一か月もしないうちに稼働率は九〇%を超え、八月には精神科病棟だけの稼働率が九九・七%という日もあった。松沢病院が紹介患者を待たせずに入院させるという評判が徐々に拡がり、毎日綱渡りのベッドコントロールが続いた。ある朝、苦労を察してベッドコントローラーをしている師長と一緒に病棟を回ろうかというと、「大丈夫です、やれます」と言う。松沢病院、特に看護部の変化は自分の目を疑うほど早かった。

二〇一五年、三年ぶりに行った東京精神科病院協会傘下病院へのアンケートには、一二年の一・三倍にあたる五〇施設が回答を寄せてくれた。精神科病床に関しては、迅速、丁寧、誠意ある対応をしてもらった(一四件)、中国語対応が必要な患者を即日受け入れてもらって助かった、mECTを依頼したところ、症状が改善して帰ってきた、重症患者をとってもらって感謝している、といった評価が並んだ。一二年には、対応が遅いと多くの病院から批判された合併症病棟に関しても、返答が早く、迅速に対応してもらっている(九件)、対応範囲が広い、信頼に値する、情報の質・量とも良好、受け入れ決定後の待機が長いような気がするが、受け入れの返事が早いので助かるなど、一二年度の調査とは逆に、好意的な回答が多くを占めるに至った。

受け入れが円滑、迅速になったのは、民間病院からの転送依頼だけではない。二〇一二年度には、五五〇件しかなかった日中の救急車両受け入れは年々増加し、一六年度からは一〇〇〇件を超えている。精神科病院以外の医療機関、精神科以外の診療所、あるいは警察、消防署との関係も円滑に動くようになった。

二〇一二年度には一方的に批判されるばかりだった東京精神科病院協会との定期意見交換会、年末年始に開かれる地元医師会主催の交歓会でも、一三年度末からは最初の年のような集中砲火を浴びることはまったくなくなった。それどころか、感謝の言葉をいただくことが増え、それがまた、現場のスタッフの力となった。

患者に選ばれる病院をつくろう

二〇一四年、松沢病院は敷居が高い、という長い間の評判が、困ったら相談すれば松沢病院が引き受けてくれるという評判に変わりつつあった。この年、改めて「患者に選ばれる病院をつくろう」という目標を掲げた。拘束率の削減は、すでにかなり進んではいたが、拘束しない、ということが目的なのではなく、精神医療の中で、障害のある人を、対等な人として遇するということこそが、われわれの目指すものなのだということを改めて考えてもらう必要があった。そういう基盤ができれば、病院のホスピタリティーは自然に醸成されていくはずだ。

参与としてはじめて患者サービス向上委員会に出席した日から、退院患者アンケートを意味のあるものにするための変更を試みた。従来のように、患者の回答も家族の回答も合わせて平均をとるという乱暴なやり方をやめ、別々に集計することにした。同時に、ただ、退院書類の中にアンケートを挟んでおくだけではなく、病棟のスタッフが積極的に記載を促すことによって回収率を高める努力を求めた。従来のアンケート集計を否定するような私の発言に腹を立て、委員を辞めると言い出した医長がいた。七月に院長になると同時に、辞意を容れて委員を差し替え、自分で委員会をリードすることにした。

退院患者アンケートは回収方法、分析方法を変えただけでなく、質問の内容も変更した。都庁が一律に定めている共通の質問のほかに、「拘束、隔離処遇を受けましたか」という独自の質問を付け加え、そのことについて「どう感じましたか」という自由記載欄を設けた。急性期病棟に入院した二四歳の男性患者は、鎮静から覚めて気がついたときの気持ちを次のように書いた。

「目が覚めるとベッドに拘束されて身動きができなかった。おしっこをしたいというと、看護師はオムツをつけてあるから、そこでしても大丈夫だと言って、相手にしてくれなかった。オムツをつけられたことも、縛られたことも覚えていなかったが、興奮している間に裸にされて縛られたのだろうと思うと体が震えた。こんな屈辱感は味わったことがない」

隔離、拘束に関する患者自身の自由記載による回答を読むことで、心にナイフを刺されるような体験をすることもあった。患者サービス向上委員会で病棟ごとにまとめられる月々の自由記載は、看護部を通じて、全看護師に伝えられた。効果が上がらなかったのは、精神科医である。そもそも、患者サービス向上委員会、などというものに関心がない。医局の代表として参加しているはずの医長でさえ、出席率は悪く、患者の意見にも、まるで当事者意識を示さなかった。そんなとき、一人の若い医長が、毎月読ませるのは大変なので、年に一度、その医師の病棟分だけをまとめて読ませてはどうかという提案をしてくれた。これが効果を上げた。数年して、私は、その若い医長に患者サービス向上委員会を任せることにした。

アンケートの結果に真面目に応える、それを利用して診療の質を上げる、ということができてくると、患者の反応も変わってきた。自分たちの意見が、病院の運営に反映されるということが、だんだん感じられてきたのかもしれない。二〇一二年六月には、家族と患者本人の回答を区別なく数えて五八・〇%だった退院患者アンケート回収率が、一九年五月には患者のみの回答で八八・

四％となり、その八七・五％が病院の対応に満足、ほぼ満足と回答するまでになった。

患者の満足度を上げるということの目的は、患者を増やして病院の収入を増やすことではない。二〇一二年度、家族の同意により医療上の必要を理由に本人の同意なく入院させる医療保護入院は四八・八％であったのに対して、患者が自発的に入院する任意入院の割合は一八・四％に過ぎなかった。ところが、一八年度には医療保護入院四五・九％に対して、任意入院は三八％にまで増加した。

精神科患者の入院の多くは、自分が病気であるという認識を失い、薬をやめてしまうことによって生じる病気の再発である。退院する患者が、入院中の出来事をトラウマとせず、よい印象をもって病院を去っていれば、少し、調子を崩したときに、薬をやめるのではなく、外来主治医に相談しよう、短期間でも自分の意思で入院して調子を整えよう、という気持ちになれる。それができれば、統合失調症を中心とする精神疾患の予後は飛躍的によくなるはずだ。精神科病院における患者サービスの向上は、精神医療の中核的な課題なのである。

アンケートによって情報を収集することと並んで、院内の情報を積極的に外部に発信することも進めた。ホームページや「松沢病院通信」「連携だより」といったパンフレット、論文、学会発表、公開講座等々、さまざまなチャンネルを開いて松沢病院の今を知らせる。少しずつ、松沢病院で拘束が減っているらしい、といううわさが広がれば、病院に注がれる視線が厚みを増し、働く側の私たちも、おちおちしていられなくなる。勢い、診療の水準も上がるという好循環が生まれる。いつでも批判に開かれていることが重要なのだ。

二〇一二年当時、松沢病院のホームページは、一〇〇万単位の資金を投じながら、一日わずか一〇〇件ほどのアクセスしかなかった。そもそも、ホームページのアクセス数を質問した私に、事務の担当者はその場で返事ができなかった。一〇〇件ほどのようですという情けない返事が来たのは二週間後である。和光病院のホームページは、放射線技師の手づくりだったが、一日六〇〇を超えるアクセスがあった。松沢病院ではホームページをつくる、次の予算がついたら更新する、というところまでが仕事で、それが担当者の業績になる。ホームページをどれほどの人が見たか、それが患者のためにどう役立ったか、一般納税者がどのように利用しているかなどには、まったく関心を示さない。

たまたま、二〇一二年度はホームページ更新の年にあたっており、それなりの予算がついていた。私は、ホームページにインシデント・アクシデントレポート、患者満足度調査や職員満足度調査の結果、医療機関へのアンケートの結果のほか、それを読む人が病院の機能を正確に評価できるだけの臨床指標を載せるように指示したが、それが実現するまでには大きな労力と長い時間を割かなければならなかった。都立病院の事務部門では、都庁の指示で行われる仕事以外は、黙っているとすぐにうやむやになる。そのときの担当者が関心を示しても、二年ごとの異動ですべてがご破算になる。おおよそ、病院のような事業には向かない組織なのだ。病院独自の試みは、毎年、毎月、言い続けなければ持続できない。

改革にともなって起こった出来事

院長になって九年間の改革について述べてきた。「民間医療機関の要請を断らない」も、「患者に選ばれる病院をつくろう」も、なんとか軌道に乗りつつある。この経過で、外来診療は、患者、関連機関からの信頼を集めるようになり、入院引き受けについても医療機関、警察、消防などの関連機関からの信頼が高まった。

はじめの数年、私のやり方に反発した中堅の医師の退職が相次いだが、二〇一五年ごろからはそれも一段落し、変貌した松沢病院で働きたいという医師の就職が続いた。一二年四月には二八人だったレジデントを除く精神科常勤医の数は、一九年四月には三五人に増加した。はじめのころは頭痛の種だった若手医師の質もぐんぐんよくなって、研修医の素行に神経をすり減らすといったばかばかしい苦労もなくなった。

看護部も、二〇一二年七月から二〇年三月まで、二代の傑出した看護部長の指導によって、大きく変貌を遂げた。隔離、拘束の最少化、病棟における患者の行動制限最少化など、精神障害者の権利擁護を牽引しているのは看護部である。一九年度、都立病院の職場満足度調査では、二二項目中一二項目で、松沢病院がトップを占めたが、ことに、看護部だけの比較では、二二項目中一五項目でトップになった。

病院の評判が上がれば、患者が増える。患者数の増加は、精神科の医師数が一・三倍に増えても、新入院患者が一・八倍に増えてしまった結果、松沢病院の精神科医一人当たりの延べ入院患者数は他の都立病院精神科医師の五〜八倍にまで達した。仕事というものは、やればやるほど増えるものである。増大するニーズにどうやって応えるか、という課題が、次第に経営上の大きなテーマになってきた。

一つは業務改善によって、仕事の省力化を図ることであるが、精神医療というのは人を相手にするものだから、これがなかなか難しい。最も面倒なのは、精神科の医師が、「業務改善」という言葉に拒否反応を示しがちだということだ。もう一つは、関連機関との連携、役割分担である。特に、精神科の病院の場合、保健、医療、福祉機関との連携にとどまらず、周囲の地域住民との連携が重要である。病院の力が足りないところを地域の手助けで達成する、同時に、松沢病院の資源を地域に役立てる。ところが、これまた、言うは易く行うは難い。次の章では、こうした現在われわれが抱える課題について述べようと思う。

4

松沢病院の現在

残された課題

図4-1に二〇〇九~一九年度における、一年間の新入院患者数と外来初診患者数の年次推移を示す。これを見ると、一二年に本館診療棟が完成した後、一年間の入院患者数は一・六倍、外来初診数は一・五倍に増加したことがわかる。一方、図4-2に示す〇八~一八年度の平均在院日数を見ると、この間に、平均在院日数は一二〇日から六七日へと、ほぼ半減していることがわかる。新たに入院する患者の退院が早まり、同時に非常に長く入院していた患者の退院が促進されたということだ。

長期在院患者の退院を促した結果、二〇一〇年度末には約二〇%を占めていた四年以上在院患者は、一四年度には一〇%前後まで半減した。しかしながら、その後、この一〇%内外の長期在院患者については横ばい状態が続いている。つまり、現在は、さまざまな要因で本当に退院が困難な患者が、全病床数のおよそ一〇%、九〇人弱残っており、その他の病床が早い周期で回転していることになる。

松沢病院の機能は、急性増悪期に入院して治療を行い短期に退院していく患者と、さまざまな要因で長く精神科病院にとどまらざるを得ない九〇人弱の患者の治療・ケアとに二分されている。精神科病院に年余にわたって入院を続けている患者については、本来、入院医療を必要としない精神障害者を、社会的な理由で規制の多い病院内に閉じ込めるものとして、医療経済面からも、権利擁護の観点からも批判が多い。しかし、私自身は、急性期治療と同様に、こうした一部の患者に対する長期入院治療も、都立精神科病院の重要な役割だと考えている。

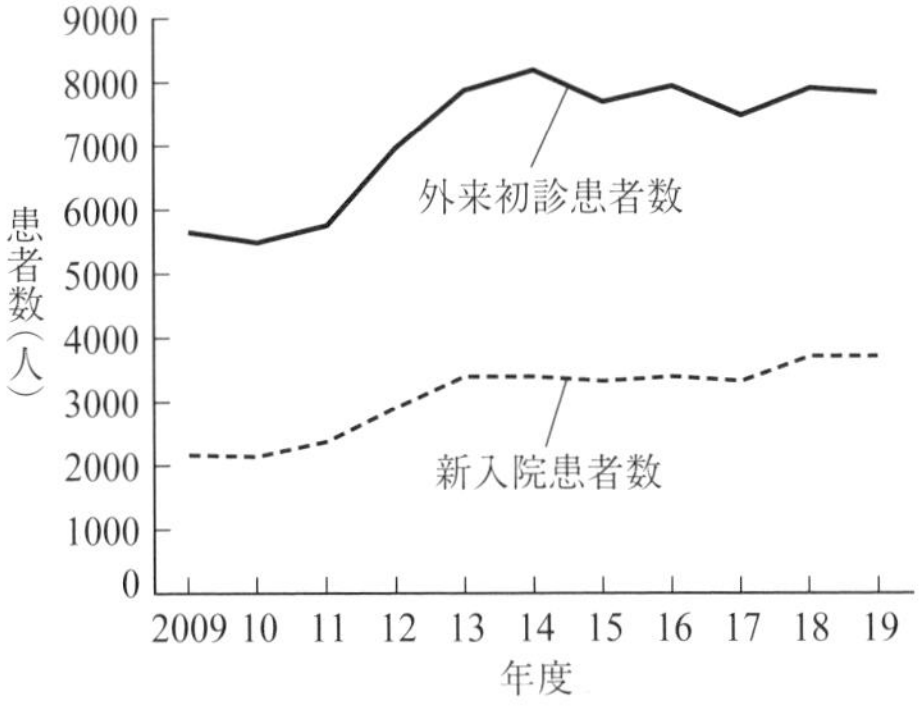

図 4-1　新入院患者数・外来初診患者数の推移

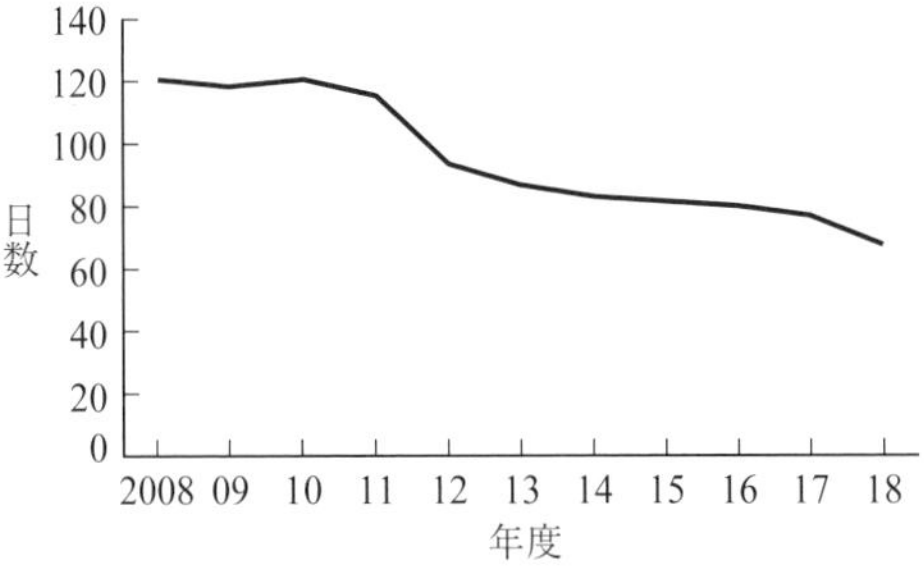

図 4-2　平均在院日数の推移．入院患者数/{(新入院患者数＋退院患者数)/2}

さて、言うまでもなく、新入院患者数、外来初診数の増加は、医師の労働強化と裏腹である。現在、松沢病院の精神科医が扱う延べ入院患者数は、他の都立病院精神科の五～八倍に上っている。一方で、松沢病院の評判が上がれば、期待される要求も増える。これまでは考えられなかったようなニーズが生まれる。民間医療機関の依頼を断らないという評判をつくるのには何年もかかるが、たった一度でも、松沢病院が面倒な患者を断ったとなれば、病院の評判はあっというまに地に落ちる。現在の松沢病院の最大の課題は、業務改善を進めて、現業職員（医師、看護師、コメディカルスタッフ）の労働に余裕をつくり、浮いた時間と労力で新しいニーズに応えるということである。

もう一つ、業務改善が喫緊の課題となっている原因は、働き方改革の推進という難題である。民間企業では、業務改善と結びつかない働き方改革は考えられない。業務改善をともなわない働き方改革は、生産性の低下に直接結びつくからだ。ところが、公務員組織ではもともと、労働生産性という観念がきわめて乏しい。したがって、知事の号令一下、働き方改革だけがどんどん進む。民の憂いに先んじて憂い、民の楽しみに遅れて楽しむ、というような発想は、現代の役人気質とはまったく相いれない。民の楽しみに先んじて楽しみ、民の憂いに遅れて憂うことを、大部分の公務員はおかしいと思わない。

業務改善をともなわない働き方改革を推進すれば、必然的にサービスが低下する。役所の中での生産性低下は目立ちにくいが、病院のような直接納税者と向き合う組織では、サービスが低下すればすぐにわかる。「残業はさせられませんから、午後三時以降に病院に来ても入院できません」「職員研修は勤務時間内にしなければなりませんから、本日午後四時以降、病棟のスタッフは手薄になります」などと言い出せば、病院の評価は急降下する。もちろん、権利ばかりを主張し、サービス低下を気にもかけないで、自分の働き方改革だけを推進する職員の割合は、決して多くはない。しかし、そうした職員にかぎって病院の業務改善にはまったく関心を示さない。現在の松沢病院が、それなりの医療水準を維持できているのは、働き方改革が生産性を向上させているからではない。自分の時間を犠牲にして、一部の働き方改革先取り派が空けた穴を埋めるべく頑張ってくれる職員がいるからだ。納税者サービスを低下させまいとして頑張るこうした職員が疲弊して燃え尽きる前に、働き方改革を支える業務改善をする必要があった。

松沢病院職員の労働生産性

二〇一六年度、松沢病院は、「働きやすい職場をつくろう」という目標を新たに掲げた。業務改善によって職場の負担を減らし、働きやすい職場ができれば、職員満足度が上がる。その結果、生産性が上がり、新しいニーズに応えることもできる。

都庁から要請される働き方改革と、病院の収支改善を両立させるためには、業務改善が不可欠である。くわえて、松沢病院の活動が活発になるにつれて生じた現業職員の業務負担増加に対処することが必要になっていた。働けば働くほど病院の評価が高まり期待が高まる。今までと同じやり方でその期待に応えようとすれば、疲労が増す。実際、このころになると、多忙を理由に退職する医師がぽつぽつと出はじめた。幸い、毎年の初期研修医、精神科専攻医の募集は順調で、年々、質も高まっていた。せっかく集まった若い人材を疲弊させず、モティベーションを高めて新しい飛躍に結びつけなければならない。業務改善による労働負担感の軽減は、松沢病院の喫緊の課題となった。

二〇一二年以来、松沢病院の精神医療が活発になるにともない、他の都立総合病院精神科の勤務医に比較して、松沢病院の医師の労働が過酷になっていったことはすでに述べた。労働環境の改善を考える前提として、他の自治体立精神科病院の状況と比較しておこう。比較の対象は、規模が大きい精神科単科の病院で、近年、経営改善が進んでいる、岡山県精神医療センター、大阪精神医療センターである。これらはいずれも地方独立行政法人化による経営改善の成功例とされている。

岡山県精神医療センターの運用病床は二五二床、大阪精神医療センターが四七二床、松沢病院は八九八床である。独立法人化した病院は、自治体立とはいいながら、採算性の向上を強く求められるため、両病院とも入院単価は松沢病院より高く、病床稼働率も高い。単価と稼働率の影響を合わせて比較するために、一床当たりの年間入院収入を比較すると、岡山県精神医療センターが一二八四万円、大阪精神医療センターが八三〇万円であるのに対して、松沢病院は七四五万円で、松沢病院の一床当たり年間収入は、岡山県精神医療センターの五八・〇％、大阪精神医療センターの八九・八％である。松沢病院は病床当たりの稼ぎが悪い。

図4-3に三つの病院の収入内訳を示す。会計負担金というカラムに注目していただきたい。これは、公立病院を運営するために、投入される国、自治体の税金である。この負担金がなければ公的病院は立ち行かない。松沢病院には、岡山県精神医療センターの七・七倍、大阪精神医療センターの二・七倍の税金が投入されている。松沢病院は金がかかる。

図4-4に、病床一〇〇床当たりの看護師、精神科医、精神保健指定医(五年以上の経験をもち、精神科病床の非自発的入院の決定等をする権限をもつ医師)の数を示す。いずれの数も岡山県精神医療センターが最も多く、大阪精神医療センター、松沢病院と続く。一〇〇床当たりの精神科医数、精神保健指定数を比較すると、松沢病院の医師配置は、岡山県精神医療センターのほぼ半分である。図4-5は精神科医、精神保健指定医一人当たりの収益(年間の入院収入と外来収入の和を人数で割った)を示す。松沢病院の精神科医が稼ぐ診療報酬は、岡山県精神医療センターの一・一九倍、大阪精神医療センターの一・一四倍、精神保健指定医では同様に一・三五倍、一・三倍になる。松沢病院の医者はよく働きよく稼ぐ。

これらをまとめるなら、松沢病院の医師は、他の都立病院や他の地方独法の病院で働く精神科医に比較して多くの患者を診察し、大きな収益を上げているが、病院全体としては収支のバランスが悪く、多くの税金の投入がなければ維持できない、ということになる。したがって、現業職員の仕事量が増加しているという評価は正しく、職員のバーンアウトが起こる前に、業務改善に

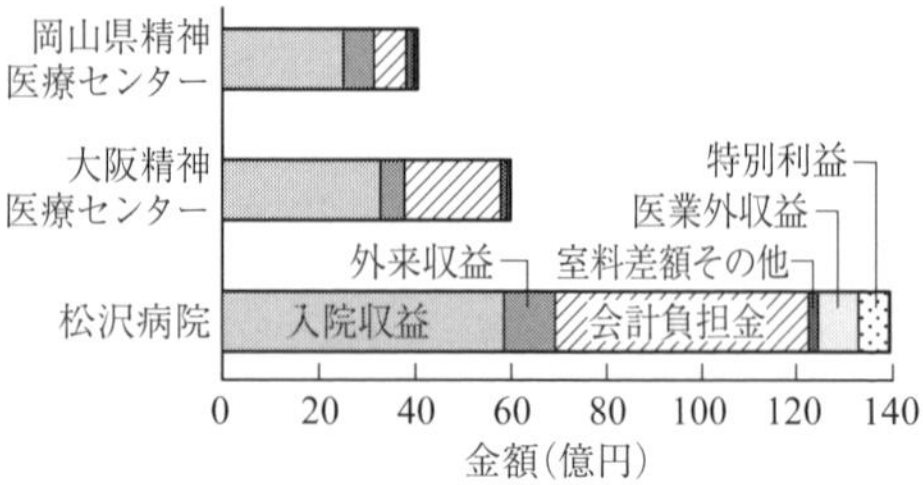

図 4-3　病院収益の比較(2018 年度)

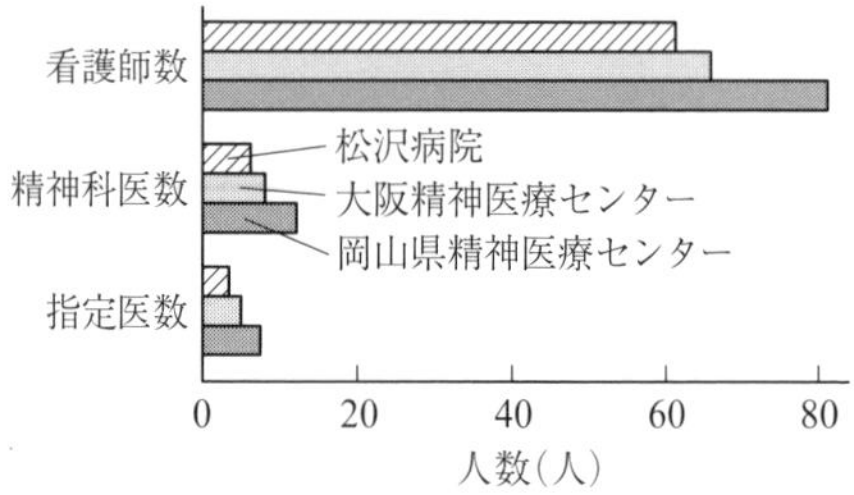

図 4-4　病床 100 床当たりの医師・職員数

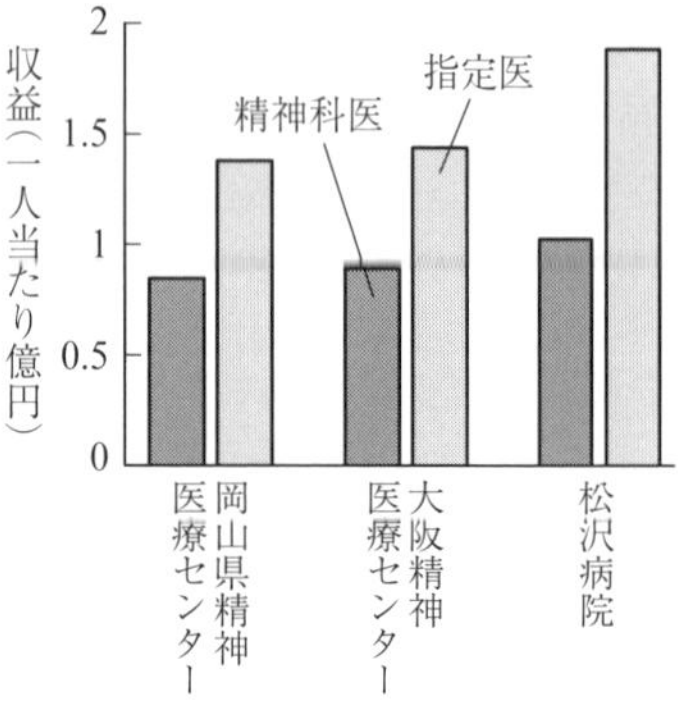

図 4-5　精神科医と指定医 1 人当たりの収益

よる負担軽減が必要だという私の考えは間違っていない。ちなみに、松沢病院の入院単価が、改革が進んでいると言われる他の地方独法病院と比較して低いのは、松沢病院が「高い患者」ではなく、「困った患者」を入院させているからで、単価を上げるためには「民間医療機関の依頼を断らない」という看板を外して診療単価の高い患者だけを診る必要がある。こういうことをすれば、当然、診療報酬の多寡によらず、必要な患者を必要なときに入院させるというポリシーも危うくなり、ひいては「患者に選ばれる病院」という看板も危うくなる。岡山県精神医療センターは、医療資源が比較的薄い岡山県の精神医療を牽引する中核病院である。一方、大阪精神医療センターと松沢病院は、医療資源が豊富な大都市の中で行政医療を担う病院であり、公立病院としてのあり方は大きく異なり、税金の投入の仕方も当然異なる。

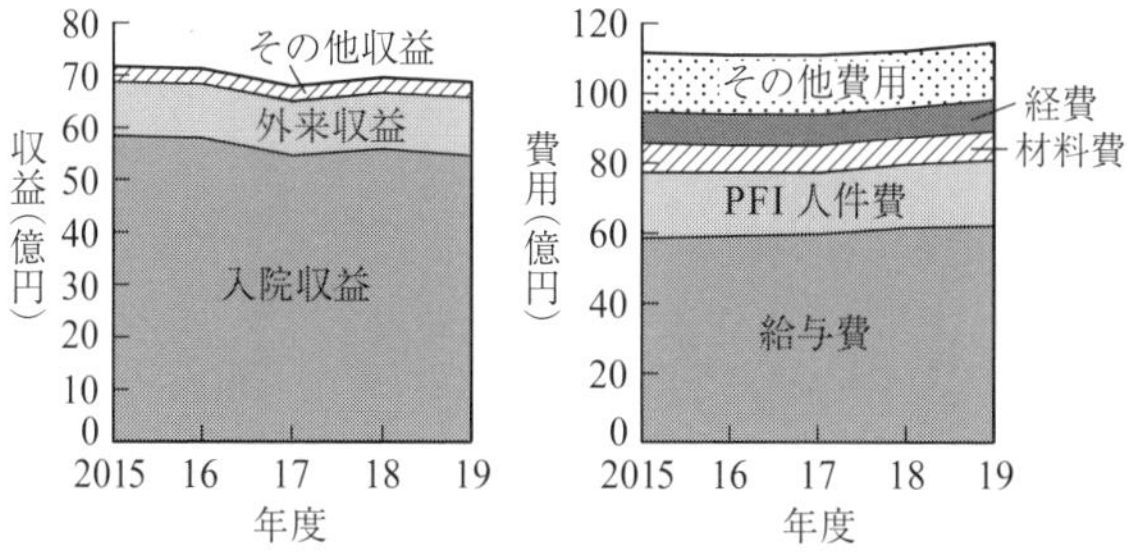

(a) 収益. 2019 年度は対 2015 年度約 3 億円減

(b) 支出. 2019 年度は対 2015 年度約 3 億円増

図 4-6　松沢病院の収支年度推移

図4-6に、二〇一五年度から一九年度までの収入と支出の変化を示した。松沢病院の医業収入は、私が院長になった一二年度の六二億円から年々増加し、一五年には七二億円となった。しかしながら、翌一六年以降漸減し、一九年度には六九億円となって、ピークからの減少が三億円に達した。この間、外来収入は右肩上がりの増加を示し、四年間に七五〇〇万円の増加を示したが、入院収入が三億六八〇〇万円減少した。入院収入の減少は、在院日数の大幅な短縮の結果である(**図4-2**)。一方、同じ期間に、費用は一一一億七〇〇〇万円から一一四億六〇〇〇万円までおよそ三億円増加した。**図4-6**に示すとおり、この間、材料費、PFI(Private Finance Initiative=民間の活用)人件費は減少しており、費用拡

大の唯一、最大の理由は、公務員の人件費増の三億七〇〇〇万円である。すなわち、松沢病院の経営効率化の最大の問題は、現業職員、事務職員等の公務員人件費であり、その生産性である。

都立病院における業務改善の足かせ

松沢病院が、社会的な要請に応え続けるためには、現業職員の業務改善が不可欠である。私が副院長、院長を務めた民間病院の事務職員は、医師をはじめとする現業職員の支援を自らの大切な業務と考えている。医療機関では、医療職が稼がなければ収入を得ることはできない。民間病院の事務職にとっては、収入につながらない仕事は極力肩代わりして、医師をはじめとする現業職員を本来の業務に集中させようとする。これに対して、松沢病院の事務職員は公務員であるから、自分の収入を病院の稼ぎに依存することはない。したがって現業職員の支援を業務と考えることもなく、支援したとしてもモティベーションがわきにくい。

都立病院の事務職員は、二年交代で定期異動する。現在、医療機関の経営環境は非常に厳しく、専門的な知識も経験もない事務職員が二年交代でできることは限られている。毎年二月下旬から五月連休前後までは申し送りの作成、業務引継ぎの期間で、事務方の業務が停止する。五月の連休を過ぎてようやく、前年度の収支が確定し、それからその年度の計画を立てる。一年を二〇日で暮らす良い男とまではいかないが、給料を保障されて一二か月を九か月で暮らすのが公務員で、誰もそれを不思議と思わない。さらに、二年ごとに、申し送り、引継ぎを繰り返すから、前任者の申し送りどおり次に引き継ぐことが原則で、在任中に付け加えられた新しい業務は、勤務交代があるたびにご破算に願いましてはということになる。これでは、継続的に業務改善を積み上げていくことは非常に難しい。

二年ごとの異動は、知識や経験の蓄積を損なうだけではなく、組織の凝集性を損なう。組織を継続的に発展させるためには、組織の凝集性を高めることが不可欠である。組織の活性が高まると、組織構成員の凝集性が高まる。そこに生まれる職員の組織に対するロイヤリティー(忠誠心)が、より高いパフォーマンスを生み出すエネルギーとなる。

二〇一九年度の職員満足度調査で、松沢病院の医師、看護師、コメディカルスタッフの九〇%近くが、今後も松沢病院で働きたいと考えていた。それに対して、継続的に松沢病院で勤務を希望する事務職員は半数に満たなかった。私がかつて勤務していた民間病院の事務職員は、病院の隅々までよく知っていた。ことに事務方のトップである事務長は、病院内のことを職員の個人的な状況まで熟知していた。事務職員を含めて組織としての一体感があった。これに対して、都立病院の事務方トップである事務局長は、院長回診に従うとき以外、病棟に入ることはほとんどない。事務方と現業職員の温度差が、病院の働き方改革を妨げている。都立病院事務職員の人事考課制度が、さらに事務職員の組織凝集性を損なう。現業職員の人事考課は院長が一元的に行うのに対して、事務職員の人事考課は、病院の経営とは関係なく、事務職員の内部で行われ、院長には結果の報告もない。病院のパフォーマンスへの貢献によって評価が決まる現業職員とはまったく関係のない基準で事務職員の人事考課が行われれば、組織が一つの目標に向かって進むことは難しい。

組織凝集性、組織に対する職員のロイヤリティーは、必ずしも雇用形態に規定されるものではない。松沢病院の場合、受付、医事会計、物流、施設管理等、病院マネジメントのほとんどは、ＰＦＩ事業によって担われている。日々の病院運営は、この人たちがいればほぼ滞りなく進行する。ＰＦＩの職員は年々経験を積んでスキルを高める。協力企業の職員と公務員という雇用条件の大きな差にもかかわらず、年を重ねるにつれてＰＦＩの職員と、医師、看護師などの現業職員との一体感は高まっている。

二〇一九年九月九日月曜日の朝、深夜から未明まで吹き荒れた令和元年房総半島台風の影響で、ＪＲをはじめ首都圏の公共交通機関はほとんど運休していた。七時過ぎには雨も止んだので、私は徒歩で病院に向かった。途中、庶務課長から管理職あて一斉メールで、職員の安全を第一に考え、午後からの出勤を促す都庁からの指示が伝えられた。一時間ほど歩いて病院に着くと、すでに、一人の副院長は国立から自転車で出勤していた。二人の診療部長は、台風が激しくなる前、日曜日の午前中から病院に泊まり込んでいた。ＰＦＩ事業を担う会社（ＳＰＣ＝specific purpose company＝特別目的会社）は、近所に住む職員を動員して、八時半の始業時刻までに必要な人員をそろえていた。定刻に外来受付のシャッターが上がり、協力企業の職員の「おはようございます」が玄関ホールに響いて、朝早くからやってきた患者さんを迎えた。病院はいつもどおりに業

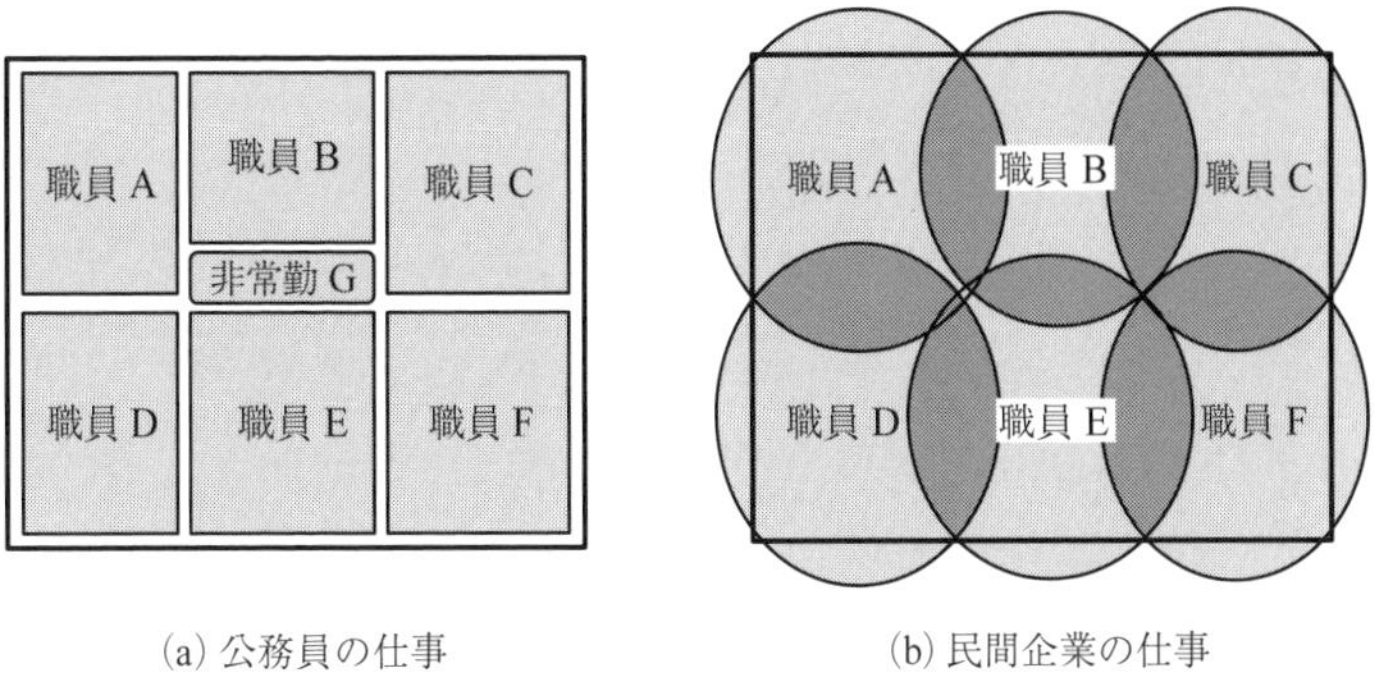

図 4-7　公務員の仕事・民間企業の仕事の分け方

務を遂行した。組織を改革するには、こうしたお祭りのような盛り上がりが必要だ。この日、定刻までに出勤した事務系管理職は一人もいなかった。

公務員組織の業務効率を上げることが難しい理由の最後の一つは、そもそもの仕事の仕方である。図 4-7 (a) が公務員の仕事、(b) が民間企業の仕事の分け方である。公務員は、一定の業務を六人の公務員が行う場合、きちんと境界を引いて仕事の仕分けを行う。一方、民間医療機関では、互いに重なり合う円形の領域で全体をカバーする。定期的に、機械的な人事異動を行う東京都のような公務員組織にとって (a) の仕分けは好都合である。A氏が異動し、H氏が赴任してきても両者の引継ぎがあれば業務の停滞は小さく、B～Fの業務は影響を受けない。しかし、こういう働き方は柔軟性に欠け、新しいニーズが起こっても機動的に対応できない。はじめは、直線で合理的に仕事を分担できたように見えても、実際にやってみればこの領域から漏れる仕事が出てくる。

分担の狭間、境界線上には必ず担当が明らかではない仕事が現れる。新しい仕事ができれば、小さな隙間でも、それを埋める非常勤職員が必要になる。こういうやり方だと、新しい仕事が要求されるたびに新しい担当者が必要になる。決められた仕事以外は、私の仕事ではありません、という事業所に発展はない。

直線で仕事を分けるお役所方式のもう一つの欠陥は、誰かが休むと、その人の仕事はまったく進まなくなるということである。みんなが直線で分けた境界の向こう側の仕事は、しない、できない。一人の事務職員が一か月に一〇〇時間を超える残業をしても、隣の席の人は定時に帰ってしまう。こうした勤務の方法は、働く公務員にとっては好都合でも、行政サービスを受ける納税者にはまったく不都合であり、不経済である。

(b)の民間企業の仕事の分け方だと、重なり合う円で仕事を分けているから、担当者が休みでも、残る職員の誰かが対応できる。一人がとても多忙なときは、同じ仕事をしている何人かが手伝うことができるから、一人だけが大きな残業をしないですむし、さらに、大勢でやれば仕事が早い。誰も担当者のいない境界の外側でも、顧客のニーズがあれば誰かが支援する。そこに新しい市場が生まれ、事業が発展する。

松沢病院の業務改善――働きやすい職場をつくるために

さて、松沢病院にはしなければならない業務改善が二つある。第一は事務職員の業務の効率を高めることであり、第二に、その余剰労力で、現業職員を支援することである。ところが、先に示したような都立病院事務職員の仕事の仕方は、おいそれと変わるものではない。頻繁な定期異動を前提とすれば、業務水準の停滞、進歩の阻害、職員の病院組織へのロイヤリティーの低さ、組織凝集性向上に対する負の圧力は必然であり、現在の業務のありようが、頻繁な定期異動を可能にするためのシステムだと考えれば、これを変えるためには公務員制度そのものに関する抜本的な見直しが必要になる。役所が民間の市場を法律、条令、規則で規制する状況を岩盤規制と呼ぶことがある。しかし、岩盤規制という言葉は、むしろ、公務員組織のあり方そのものに対する自縄自縛システムを指す言葉にほかならない。

そういうわけで、「働きやすい職場をつくろう」という二〇一六年度の目標はなかなか前進しない。第一段階の事務職員の業務改善が、毎年、四月の人事異動でリセットされて振出しにもどってしまうからだ。これでは、小さな改善を積み上げるということができない。しかし、本当の業務改善は、出先機関である都立病院だけでできることではない。たとえば、松沢病院のいわゆる医事業務は、すべて協力企業である民間の委託会社が担っている。にもかかわらず、医事課長、三人の課長補佐、その他の主事がいるのだが、彼らの業務のうち、公務員でなければできないのは都庁への報告ぐらいである。それなら病院の医事委託事業者が入力した情報を、都庁で管理すればいいだけのことだ。病院に置く医事課職員は大幅な人員削減ができる。庶務課については、病院にいなければできない業務が多いが、それだからこそ、ＩＴ化を含む業務改善が重要なのだが、多くの場合、都庁の規則が律速段階になる。庶務事務の中には、ほとんど意味不明な作業も少なくないが、都庁がやると決めたかぎりはやらねばならない。ＩＴ化の前に、そもそも、都庁が病院に要求する庶務業務の整理をする必要がある。

第二の現業職員の業務支援は、ＰＦＩ事業を利用して、少しずつ進んでいる。事務職員が現業職員の支援をしようとすると、図4-7(a)の空間に新しい業務が生まれ、誰の仕事かでひと悶着が起こり、結局、それによって上がる経済効率を上回る新たな人件費の投資を要することになる。支援を人手に頼らないシステムを通じて行い、(b)の民間企業システムで動くＰＦＩを活用すれば、新しい投資をしなくても現業の支援は可能になる。四年間の変化は微々たるものだが、二〇一二年からの九年間を考えれば、診断書類の作成も、日常のカルテ入力もはるかに省力化され、医師、看護師の事務仕事は大きく改善した。

二〇二〇年四月、ＰＦＩ職員と、若手事務職員による業務改善推進室が新設された。公務員の転勤システム、人事考課システムにはまったく手が届かないが、経営支援を行うＰＦＩ職員と若手の事務職員が協力して、現在の人事システムのまま、可能な業務改善を図ることになった。すでに、推進室から、マネジメント業務改善に関する五項目の提案がなされている。

第一に、業務効率化を軸とした業務改善の推進。職員のヒアリングから業務効率化、業務集約を進める。推進室のメンバーと事務職員が具体的な課題ごとに改善計画を立ち上げる。これまで、議論になりながら具体化しなかったＲＰＡ(Robotic Process Automation＝デスクワークをパソコンの中にあるソフトウェア型ロボットが代行・自動化すること）の導入や、公務員、ＰＦＩ職員共通の職員番号付与による人事管理システムの構築などが検討されている。

第二に、多目的利用が可能な次世代ネットワークの構築。ＰＨＳのスマホ移行、院内Ｗｉ－Ｆｉ環境整備によるコミュニケーションの円滑化とペーパーレス化の推進。さらに、そうした大きな情報容量に耐えうるネットワーク機器の選定などが検討される。

これらの項目は、二〇一六年前後から繰り返し議論され、遅々として進まなかった案件である。このほか、第三に、情報システム保守に関する業務分担の見直し、第四に、患者情報、病院の経営情報を可視化したリアルタイム・ダッシュボードの構築、第五に、一二年に新築されたときに導入された機器を、災害時に対応できるよう設備更新を進めるための更新時期に合わせた計画策定などが上がっている。改革は緒に就いたばかりだが、四年たってようやく進捗の兆しが見えてきた。公務員と非公務員の壁を越えたこの組織をなんとしてでも発展させなければならない。

地域を支え、地域に支えられる

院長になって二年が過ぎたころだっただろうか。松沢病院のＢＣＰについてはじめて説明を受けた。ＢＣＰとは Business Continuity Plan の頭文字で、激甚災害時などにおいて、事業体の仕事をいかにして継続させるかに関する計画である。庶務係長が滔々《とうとう》と説明するプランは、お役所らしく、きちんとつくられた立派なものだった。しかし、これが本当に災害時に役立つかと聞かれたら、考えるまでもなく「ノー！」だった。たとえば、このＢＣＰには、災害時に、松沢病院にいる外来患者や、住宅が被害にあったら病院に支援を求めて来る避難民について何も書かれていなかった。庶務係長の子守歌のような説明をぼんやり聞いていた私の頭にスイッチが入ったのは、説明が、働く職員が休憩したり、眠ったりするための部屋割りに差しかかったときだ。病院の数日分の非常用電源、飲料水の備蓄もあるという。周辺の家屋が倒壊し、電気や水道が止まったときに、煌々《こうこう》と明かりが灯る病院の七階建てビルディングは、周囲の住宅地からどう見えるだろう。誰だって、明るいビルを目指して歩くだろう。そこから先の会話は、おおよそ次のようなものだった。

院　長　職員の場所だけ決めても、近所の方や、帰宅難民が甲州街道から病院に来たらどうするんです？

係　長　……ＢＣＰでは、そういう人は院内に入れないということになっています。

院　長　入れないことになっていると言ったって、来ちゃうでしょう、ここだけ明るいんだから。

係　長　……この地域の避難場所は明大グラウンドです。

院　長　明大グラウンドって屋根があって明るいんですか？

係　長　……。

院長　みんなここに来るにきまってるじゃないですか、どうするんです?

係長　西門前で明大グラウンドに誘導します……。

院長　病院の周囲四・五キロメートル、門だっていくつもあるんだから、徒歩でも自動車でも自由に入ってこられるでしょう

係長　……。

私は、被災時、怒り狂った群衆に踏みつぶされる人の好い気の毒な庶務係長の様子を想像しながら質問をやめた。この人のせいではない、役所のBCPが役立つかどうかなんて誰も考えてはいない。お役人の技量は、どんなにばかばかしい答えでも、すべての質問に窮することなく応えることなのだとすれば、この係長はお役人の作法を知らない野蛮な院長に対して、よく健闘したのだ。

それからさらに数年が過ぎた二〇一九年、世田谷区烏山支所のお役人が、災害時対応について説明に来た。びっくりしたのは、このお役人がまったく同じことを言ったのだ。「いえ、松沢病院は広域避難所に指定されていませんから、ここには誰も来ないはずです」「甲州街道を歩いてくる帰宅難民対策は十分うってあります。区の建物の中は開放しませんが水分などを提供する計画で備蓄もできています」……。私は同じような質問をしてみた。

院　長　明大グラウンドには明かりや屋根がありますか？

支所長　……。

院　長　入ったことありますか？

支所長　いえ、普段は鍵がかかっていて一般人は入れないんじゃないかと思います。私だって入ったことないですから……。

院　長　災害の時はどうするんです？

支所長　鍵、開けるんじゃないでしょうか？

院　長　誰が？

支所長　……。

院　長　このあたりの住民は、明るい松沢病院を素通りして、真っ暗な明大グラウンド目指して歩くわけですか？

支所長　このあたりの広域避難所は明大グラウンドだって決まってますから。

院　長　決まってたら、みんなそうするんですか？

支所長　……。

院　長　八幡山駅があるのは杉並区ですよね？　杉並区民も同じように行動するんですか？

支所長　いえ、杉並区は、杉並区できちんと計画しているはずです。

院　長　細い道一本で分かれているんだから、整合性のある計画じゃなければ困るんじゃないんですか？　大地震で避難するとき、杉並区民と世田谷区民はそれぞれ住所札をつけて、お隣でも、お向かいでも区が違えば別々に行動するわけですか？

支所長　杉並区は杉並区ですから別です。

院　長　……。

決して冗談でも、誇張でもない。最初に松沢病院ＢＣＰを聞いたときから、これは捨て置けないと思い続けた。幸い、二〇一四年に赴任した樫山鉄矢副院長（現多摩総合医療センター副院長）は、救急医療の経験が長く、災害対応にも詳しくて、私の危機感を共有してくれた。元自衛隊中央病院の院長だった旧知の白濱龍興先生のご指導もあって、毎年の防災訓練に地域自治会の幹部にも参加をしてもらい、少しずつ方向が見えてきたかに思われる時期もあった。しかし、このときも、事務方の動きが遅く、それが事態の進展の足かせとなり、やがて進展を阻むハザードとなった。

結局、本庁の指示のあること以外は本来業務ではないというのが、二年交代でやってくる事務系管理職の基本姿勢だから、病院独自で地域と連携するなどということは、まったく余計な仕事なのである。ときに、協力してくれる事務系管理職がいても、話が進展すると「本庁の意思確認」ということになり、たいていは、そこで話がうやむやになり、やがて次の人事異動の時期になって話は終わる。大きな組織だから、何かを推進するときには事務局の協力が不可欠だ。防災に関する地域との連携には時間がかかる。事務局が積極的に協力しない事業を継続するためには、大きなエネルギーが必要だ。

「本庁の意思確認」は、こちらが忘れてしまうぐらいの時間を要することが多く、その間、モティベーションを維持するのは本当に至難の業だ。少し進んだと思うと後退、踏みとどまっているつもりがじりじり後退ということを繰り返しBCPの抜本的な見直しは今なお遠い。残された短い任期中に大地震が起こらないことを祈るばかりだ。

数年間の努力と挫折の後の二〇一七年、私たちは「地域を支え、地域に支えられる病院をつくる」という目標を掲げた。私の念頭にあったのは、一つには言うまでもなく防災、もう一つは精神医療の開放ということだ。

歴代の事務局長、庶務課長は、自治会幹部の飲み会に参加してコミュニケーションを深め、医局、看護部だけでなく、院内のさまざまな部署の職員は、地域のお祭りやその他のイベントに参加するようになった。自治会の幹部には、病院の運営についてさまざまなチャンネルを通じて支援を受けている。しかし、私は、地域住民との交流が深まれば深まるほど、不安が強くなる。近隣住民の思い描く松沢病院と、実際の松沢病院の間には、実は大きな乖離がある。

私が院長になったとき、松沢病院は、この地域の災害拠点病院で、激甚災害のときは、重症患者を受け入れることになっていた。大地震が起こったとき、東京都の被害想定では、五〇〇人以上の重症者が松沢病院に搬送されることになっているが、救急部門をもつ総合病院ならまだしも、松沢病院にそんな余力はない。二〇二〇年七月、長年の主張が通って、ようやく災害拠点病院の指定を外れるという見通しがついてきた。そうは言っても、地域の住民は災害が起これば松沢病院を頼りにする。総合病院ではない松沢病院が、被災した地域住民のためにできることは限られている。まず、地域住民には、その事実を正確に知ってもらわなければならない。その上で、都立の精神医療センターとしての機能を維持しつつ、地元の病院として地域のニーズに応える方法を探す必要がある。「地域を支え、地域に支えられる」とはそういう意味だ。

松沢病院が、災害時に機能を維持するためには、外部機関の組織的な支援が不可欠である。東京が激甚災害に見舞われたとき、自衛隊をはじめとする力のある組織が、首都救援を展開するために、松沢病院は非常によい立地にある。環状8号線と甲州街道が近所を通っているからだ。しかし、この立地を活用するためには、地元の協力が不可欠である。被災地の外から自衛隊が到着する前に、病院のキャンパスが、避難してきた人や車で埋まってしまったら、松沢病院は東京都立病院としての機能を失う。何ごともない今のうちに、救援に来る組織との調整だけでなく、地域の人たちと相談して、施設や、敷地の使い方などをあらかじめ詰めておく必要がある。

私が歴代の事務局長に期待したのは、地域自治会のリーダーとの間に、場合によっては地域住民の反発を買いかねないこうした問題でも真摯に議論できるような信頼関係を築いてもらうことだった。しかしながら、救援組織との調整と同様、地域との調整も、いまだほとんど進んでいない。ここでもやはり、事務職員の二年ごとの異動という制度があるかぎり、前進することはほとんど不可能であるように私は思う。二年交代の事務局長が、年数回の懇親会で地域の状況を把握することはできないし、地域自治会幹部と深い信頼関係をつくることはできないからだ。

「地域を支え、地域に支えられる病院」づくりを通じて目指すもう一つの目標は、精神医療を開かれたものにすることだ。前記のような地域イベントもさることながら、精神医療そのものを地域につなげていくことが、精神疾患やその患者に対する偏見をなくしていくことにつながるからだ。

数年前からMRI(magnetic resonance imaging=磁気共鳴映像法)、CT(computerized tomography=コンピューター断層撮影法)等、高額な医療機器利用のウェブ予約を開始した。従来、松沢病院の検査を利用したいと考えるクリニックの医師は、病院の業務時間内に電話で時間を予約し、手続きをする必要があった。今は、ウェブを使って自分のクリニックで患者さんと向き合っているそのときに、検査時間を確保することができる。同様にウェブで予約できる検査内容は、脳波検査、エコー検査などにも拡大しつつある。

ただし、このウェブ予約制度は期待したほど広がっていない。予約まではウェブでできても、その先が依然として超アナログだからだ。ウェブで予約、翌日電話で確認、ファックスで情報提供、ではメリットは限定的だ。利用する側も松沢病院の職員も、新しいシステムの利便性を実感できない。

もう一つは、一般的な血液検査、心電図検査、胸部レントゲン検査など、精神科の日常臨床で、定期的に行わなければならない検査の開放である。提携したクリニックの医師の紹介であれば、松沢病院の通院患者と同様に、これらの検査を予約なしで受けることができる。どの検査にも、専門医のチェックが入り、レポートを付けて返すので、依頼する医師にとっては安心だし、患者にとっても安全である。民間医療機関の紹介を断らないこと、松沢病院の外来患者が得られる身体検査のサービスを、地元の診療所に通う患者にも開放することが、クリニックの医師の安心につながる。

二〇一九年度はじめ、地元医師会の会合で、精神科のクリニックを経営する医師から「松沢病院のおかげで、私たちは、病棟がある総合病院の外来で診察をしているような安心感をもてます」と言葉をかけられた。私たちの志を知ってくれる同志に出会って、もっともっと頑張ろう、と勇気がわいた。言うまでもなく、検査機器の地域開放は、松沢病院の検査機器の稼働率を上げ、経営改善にも資するという点で納税者サービスにも直結する。

これに関連して、数年前から力を入れていることに、松沢病院オープンホスピタル計画がある。この計画は、松沢病院の将来計画と深く関わることなので、次章で改めて触れる。

重度慢性患者の医療

最後に、この章のはじめに触れた、松沢病院に残された一〇%ほどの長期在院患者について述べる。これらの患者の大部分は、治療がうまくいかなかったり、社会の受け皿が整わなかったりといった理由で退院ができない。近年、精神障害者の社会生活を支援する保健、福祉政策の充実によって、長期在院患者でも、アパート、グループホーム等への退院が促進されているので、いわば、筋金入りの退院困難患者が残ってしまったことになる。

松沢病院には、本館診療棟とは別棟になった三〇床の医療観察法病棟がある。この病棟には、殺人、放火などの重大な触法行為を行いながら、精神障害のために責任無能力、あるいは責任能力に欠損があると判断された精神疾患患者が入院している。医療観察法病棟は、二〇〇三年に成立した「心神喪失等の状態で重大な他害行為を行った者の医療及び観察等に関する法律」(以下、医療観察法)に基づいて、全国の国公立精神科病院等に設置された病棟である。通常の診療報酬の三倍の費用をかけ、その費用に対応する桁違いの人的資源が投入されている。医療観察法病棟では、入退院を裁判所が決定する。入院の基準は、診断がはっきりしており、その疾患が治療可能であり、社会的な調整を必要とするということになっている。全国の国公立病院につくられた医療観察法病棟は、厚労省が管理しており、その治療方法についても細かい指針が定められている。

医療観察法成立のきっかけになったのは二〇〇一年に起きた大阪教育大学附属池田小学校事件であった。白昼、池田小学校に乱入した三七歳の男が、八人の児童を殺害、児童一三人、教員二人に重軽傷を負わせた事件である。逮捕された男が、一七歳から事件を起こす三七歳まで精神科で治療を受けていたことから、危険な精神障害者を野放しにしたために起こった事件だとして世論が沸騰、きわめて短い期間に、精神医療の場に司法判断が介入し、治療内容について厚生労働省が細かく指示する権限をもつという法制度ができあがった。しかし、この法制度は、池田小学校事件を防ぐことはできない。なぜなら、医療観察法は、責任無能力、あるいは限定責任能力とされた精神障害者のうち、診断が明確で、治療の可能性がある患者だけを対象とすると定められているからだ。池田小学校事件の犯人は、裁判の過程で「完全責任能力」（自分がやろうとする行為について善悪を判断し、それにしたがって行動をコントロールする能力に、著しい低下がみられないか、まったく低下していない）とされ、すでに死刑が執行されている。精神鑑定の結果を見ても、明確な精神疾患の診断、治療可能性はまったく証明されていない。したがって、医療観察法という大がかりな法制度新設は、池田小学校事件の再発防止とはまったく関係がないということになる。

さて、池田小学校事件とは別に、従来、民間精神科病院の間には、治療効果が上がりにくく、しばしば刑法犯罪に相当するトラブルを起こし、措置入院を繰り返す一群の患者の扱いが問題になっていた。これらの患者は、病院の中でもトラブルを起こし、病棟内で暴力沙汰を繰り返すため、措置入院を引き受けた医療機関が処遇に難渋して早期に措置を解除し、治療不十分のまま社会に放り出された患者がまた事件を起こすという悪循環に陥っていた。松沢病院が「民間医療機関の要請を断らない」という目標を掲げた一つの理由は、こうした患者を積極的に引き受けようということだった。国公立精神科病院の多くは、こういう患者を拒み、結局、民間病院の間をババ抜きのババのようにたらい回しになることがしばしばだった。医療観察法は、こうした問題の解決にもまったく役に立たない。

そういうわけで、現代の精神医療が、本当に治療に難渋する患者は、医療観察法病棟にはいない。その証左のために、二〇一五年、松沢病院の木下英俊、崎川典子、今井淳司、黒田治他が行った調査を紹介しよう。木下らは、松沢病院での入院期間が一年を超えていて、一般病棟に入院していた患者の中に、医療観察法の対象となるような重大な触法行為の既往がある患者(以下、重度慢性群と呼ぶ)が三二人いることを見いだして、同じ時期に、医療観察法病棟に入院していた患者三〇人との比較を行ったのだ。

まず、殺人を犯している患者の数と割合は、重度慢性群三二人中八人の二五・〇%、医療観察法群三〇人中四人の一三・三%と、重度慢性群に高かったが、殺人の被害者を比較すると、その差はさらに歴然としていた。殺人事件を起こした医療観察法群四人による被害者は四人で、このときの入院患者について言えば、母親である患者による乳幼児殺害三例、夫である患者による妻の殺害一例で、ほとんどが無理心中未遂であった。これに対して、重度慢性群八人の犯罪による被害者数は一三人で、この中に親族は一人もいなかった。つまり、重度慢性群の犯罪行為の方が社会的な影響が大きく、再犯の可能性も高いということになる。これら重度慢性群の患者が触法行為を行ったとき、医療観察法は存在しなかったが、たとえ存在していたとしても、診断の不明確さ、治療可能性の低さから医療観察法の対象になったかどうかは判然としない。また、医療観察法は、七~八年が経過して治療が奏功しないと、裁判所の命令によって処遇終了となるのだが、その後の処遇には司法も厚労省も責任を負わないから、入院継続するためには、精神保健福祉法に基づいて一般精神科病棟に移される。だから、最も処遇困難で治療困難な患者は、たとえ医療観察法が適応されても、医療観察法下での処遇終了後は、一般病棟に移され、重度慢性患者として長期入院を続けることになる。

木下らは、重度慢性群の患者は、医療観察法病棟の患者に比較して、触法行為の社会的影響が深刻で、触法行為前の警察官介入、入院後の暴力沙汰が多く、反社会的行動特性が強く、重篤な精神症状を有し、より多くの支援を必要としていることも見いだしている。**表4-1**に、重度慢性患者が入院する社会復帰病棟(四五床)と、医療観察法病棟(三〇床+予備三床)への医師や看護師などの人員配置を示す。重度慢性患者が入院する社会復帰病棟では、夜勤看護師数が医療観察法病棟の三分の一である。満床のとき、患者一人当たりの医師数が医療観察法病棟の約四分の一、常勤看護師数が四分の一と、より障害が重く、反社会的行動傾向の高い患者を少ない人員で治療するということになる。木下の調査した二〇一五年当時、社会復帰病棟の重度慢性群は、医療観察法群の二倍以上の抗精神病薬を処方されていた。人員の不足が、こうした薬物の多剤大量処方の大きな原因になっていたのである。

表4-1 社会復帰病棟と医療観察法病棟との人員などの比較(2015年, 木下英俊)

	社会復帰病棟(45床)	医療観察法病棟(30床+予備3床)
医　師	1.5人	4人
常勤看護師	17人	47人
夜勤看護体制	2人	6人
臨床心理士	0人	3人(専従)
作業療法士	0人	2人(専従)
精神保健福祉士	1人(兼務)	3人(専従)
施設基準	ほぼ4人床	全室個室

さらに、四床室中心の社会復帰病棟では、全室個室の医療観察法病棟と比較して、患者間の対人ストレスが格段に高い。対応する職員の緊張も高くなる。そのため、患者間、患者・職員間のトラブルが起こりやすい。こうしたさまざまな要因が、重度慢性群患者の病棟生活を制限の多いものにしてきた。当該病棟以外の職員においても、あの病棟はしようがないよね、といった諦めの気分で、多剤大量処方も、ときに理不尽な行動制限にも目をつぶってきた。

いくつかある慢性患者が入院する病棟のうち、こうした重度慢性群の患者が集中しているのは、八六病棟と呼ばれる病棟だった。八六病棟は特別な病棟だった。まず、看護スタッフ全員が男性である。かつては、女子看護学生が実習で入っていたが、患者によるセクハラ事件があってから、看護学生の受け入れを中止した。すでに述べたような触法行為歴がある患者も多く、患者間暴力、職員に対する暴力もまれではなかった。そのため、患者の行動を制限するこの病棟独自のさまざまなルールがあって、その厳格なルールと大量の薬剤によって、病棟の平穏がかろうじて維持されていた。入院歴が長く、退院に向けた病院の努力が、家族の拒否によって頓挫することもしばしばあった。

他方、医療観察法病棟には学会やマスコミの注目が集まる。医療観察法病棟で働きたい、という若い医師、優秀な看護スタッフも多いが、八六病棟は、病院にとっても、東京都の精神医療にとっても、非常に重要な仕事をしているにもかかわらず、注目を浴びることなく、むしろ、精神医療の恥部のように、社会の目から遮蔽されていた。この病棟にはいろいろな意味で閉塞感が強かった。

二〇一八年、松沢病院は「八六病棟生活改善プロジェクト」をスタートさせた。医療観察法病棟より処遇と治療が困難な患者が集まり、医療観察法の三分の一の診療報酬で治療ケアが行われている八六病棟で、患者の生活の質を上げ、社会生活復帰に近づけていくことができれば、それこそが、生まれ変わった松沢病院の実力だ。医局、看護部、薬剤科、栄養科、社会復帰支援室、精神科作業療法など、松沢病院のさまざまなスタッフが、オール松沢でこの活動に参加することになったのだ。

これによって、まず、八六病棟スタッフの閉塞感に風穴が明いた。この計画を推進するには、当時の三浦紀子看護部長の英断による優れた人事マネジメントがあった。須田国男看護師長は、長年積み上げられ、からまりあって、職員と患者をがんじがらめにしていた病棟ルールを抜本的に見直し、患者の持ち物制限、行動制限などの整理や可視化をし、根拠のわからないルールを廃止した。

長年の入院生活の間に蓄積され、段ボール箱に入れられ、床に並べられていた患者の荷物は病室に整理棚をつけて収納するなど、生活環境の改善を進めた。一人の患者とスタッフが、患者の現在の問題点を検討し、今後の方針を立てる「応援ミーティング」は、従来の職員が客観的に患者を評価して治療方針を決めるカンファランスとはまったく違った視点を精神医療の中にもち込んだ。このほか、プロジェクト初年度には、看護スタッフによる病棟ルールの見直し、薬剤科の協力による処方の見直し、栄養科による食生活の見直しが行われた。

社会復帰支援室は、過去にさかのぼって二〇一二年以降の長期在院患者の退院例についてカルテレビューを行い、可能なら退院した患者の追跡を行い、以後のソーシャルワークの方向を探った。長く続いた旧弊を一気に除くことはできないが、二〇年四月現在、活動は着実に成果をあげつつある。二〇年度末までには、現在二階にある八六病棟を、庭のある一階に移すべく工事が計画されている。

長期の精神科入院は、もちろん、望ましいものではない。しかし、現在の日本の社会でこの人たちが生活できる安全な場所はほかにない。重度慢性群を含む治療、処遇困難な患者の長期的なケアは公立病院の重要な機能だと私は思う。大部分の長期在院患者が退院するために、最も重要なことは、強力なソーシャルワークと退院後の生活支援である。

「八六病棟生活改善プロジェクト」は三年目に入った。すべてが順調に進んでいるわけではない。しかし、看護師長を中心とする病棟スタッフは地道な努力を続けている。数年前までこの病棟に充満していた緊張した空気はすでにない。

5 松沢病院とこれからの精神医療

入院医療から地域医療への構造変化は起こっているのか

厚生労働省が行う患者調査によれば、精神疾患を理由に外来受診する人の数は、一九九九年の一七〇万人から二〇一四年には三六一万一〇〇〇人にまで大幅に増加した。一方、精神科病床に入院する患者数は、同じ時期に、三三万九〇〇〇人から二八万九〇〇〇人（マイナス四万人）に減少している。診断別にみると、統合失調症の入院患者が二一万二〇〇〇人から一六万四〇〇〇人（マイナス四万八〇〇〇人）と減少しており、これが精神科病床入院患者減少の最大の要因になっている。

ＯＥＣＤ（Organisation for Economic Co-operation and Development＝経済協力開発機構）によれば、日本の人口一〇万人当たりの精神病床の数は二六九床で、ＯＥＣＤ加盟国の平均六八床に対して非常に高い（ＯＥＣＤ二〇一一年または至近年の統計から）。日本のように、長期療養のための施設を病床として数えない国も多く、国によって精神科病床の定義が異なるため単純な比較は難しいとはいうものの、この数字は日本の精神医療の質が論じられる場合の前提となっており、それなりの意味をもつと、私は思っている。ゆっくりとした精神病床の減少について、ＯＥＣＤのレポートは、一〇年来の地域ケア推進に向けた努力(統合失調症等の精神障害者が、病院ではなく、一般社会で生活していくための支援)の成果だと評価している(OECD "Review of Health Care Quality Japan 2015: Raising Standards", OECD Publishing, Paris, 2015)が、私はこの解釈をにわかには信用できない。なぜなら、一九九九年から二〇一四年までの間に、統合失調症の好発年齢である一五歳から三五歳の人口は、八四〇万人減少しており(「政府統計ポータルサイトe-STAT」より)、統合失調症の入院患者減少は、人口の減少による患者数の減少で説明できてしまうからだ。在院日数の低下は確実に起こっており、それを勘案すると、統合失調症好発年齢人口の減少による入院患者減少に比較して、むしろ入院患者減少のスピードが遅い可能性がある。

松沢病院の状況はどうだろう。**図5-1**は、一九七八年一二月三一日と二〇一九年三月三一日(二〇一八年度末)における在院患者の年代別の人数を示す。二〇代では一九七八年と二〇一九年の間に大きな変化がみられないが、三〇代、四〇代、五〇代では減少し、七〇代、八〇代では大きく増加している。この変化は、二つの疾病の入院患者数の増減によっている。一つは言うまでもなく統合失調症患者の減少である。**図5-2**に示すとおり、二〇代から七〇代まで広い年齢階級で、統合失調症在院患者の減少がみられる。二〇一九年三月三一日の松沢病院における統合失調症在院患者総数は、一九七八年一二月三一日の五五・三%と、ほぼ半減している。ちなみに、二〇一八年の一五歳から三四歳人口は、一九七八年の三二・三%まで減少しているので、松沢病院についても、統合失調症在院患者の減少を精神障害者の地域定着支援の成功と結びつけることには慎重を要する。二〇一八年度の入退院患者数の差を疾患別に見ると、統合失調症以外の疾患ではすべてほぼ同数（入院した患者がそのまま退院している）のに対して、統合失調症の患者だけは、退院患者数（一五八四人）が、入院患者数（一五二〇人）より六四人多いので、長期在院患者の退院も進んでいることになり、これが病院全体の在院患者減少の理由になっている。

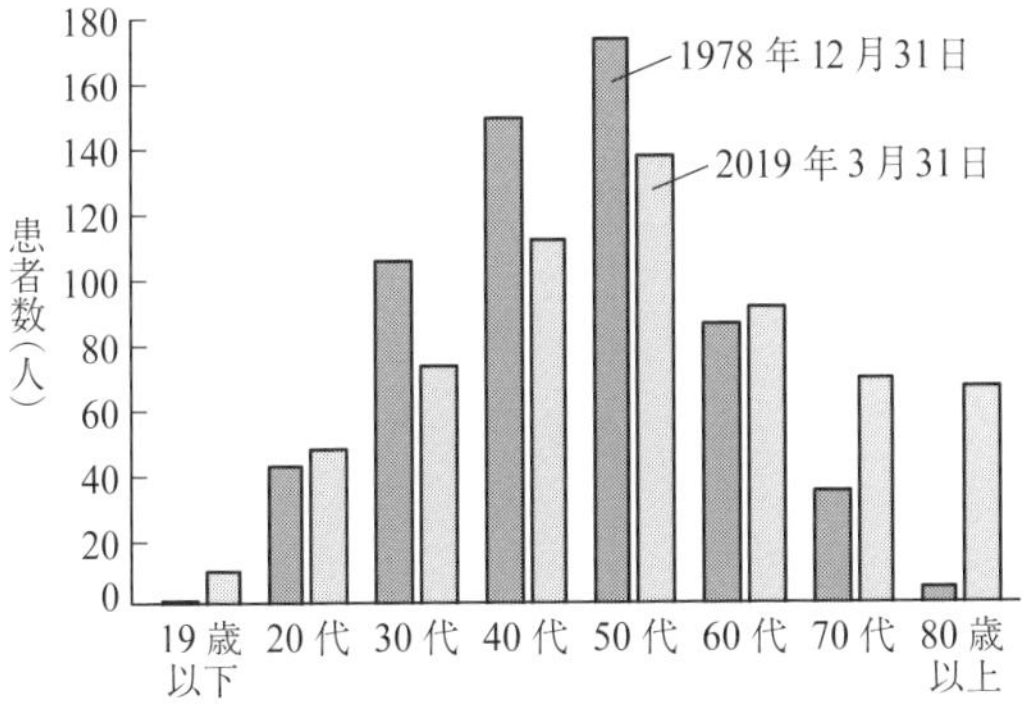

図5-1　松沢病院における年代別在院患者数の変化

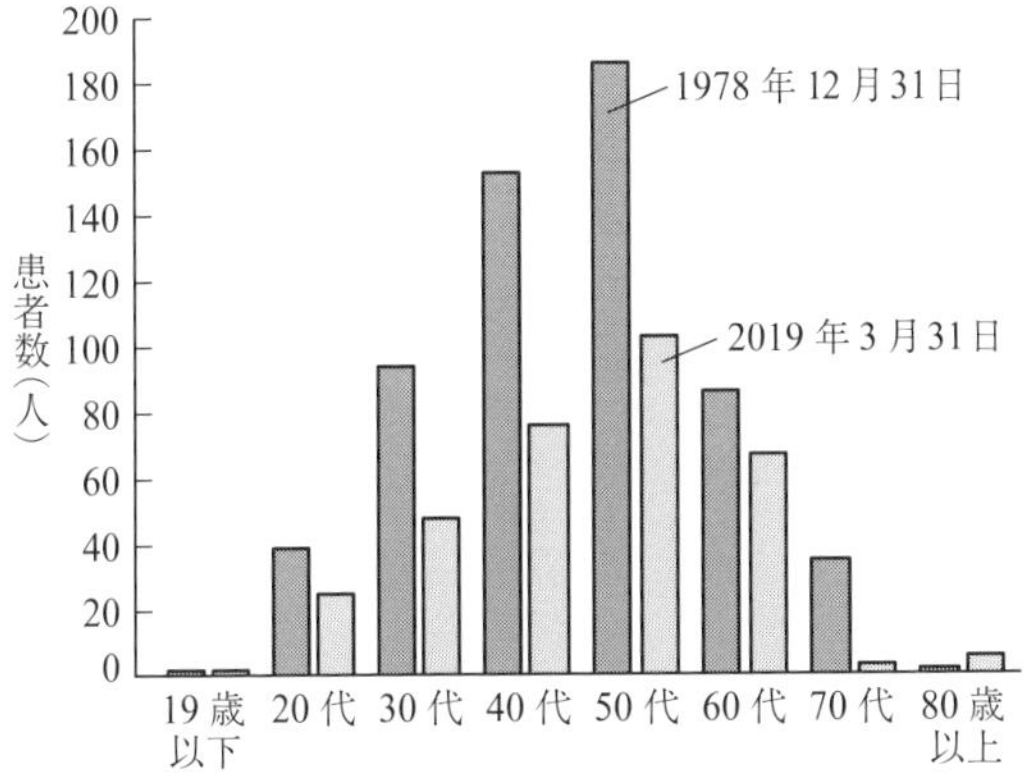

図5-2　松沢病院における年代別統合失調症在院患者数の変化

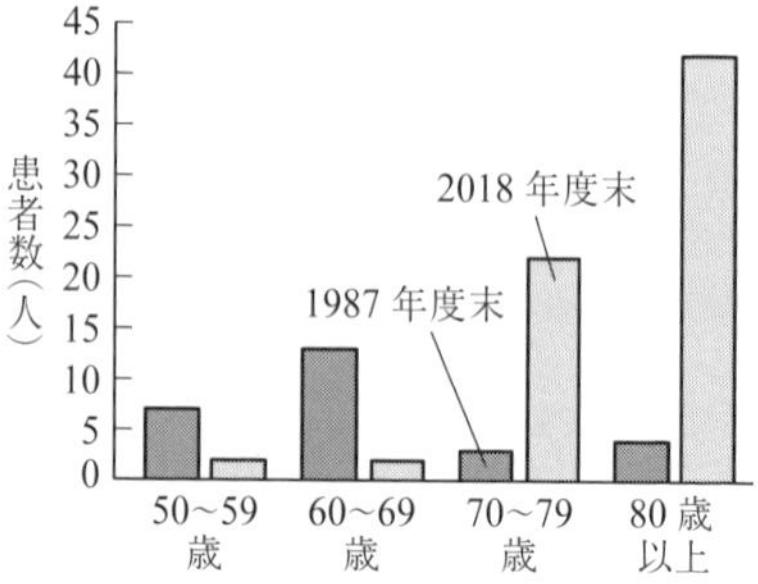

図5-3　松沢病院における年代別認知症在院患者数

全体の在院患者数の増減を説明するもう一つの疾患は認知症である。図5-3に、松沢病院における認知症在院患者数を示す。松沢病院年報の診断分類に、痴呆という診断が登場するのは一九八七年以降なので、ここでは一九八七年度末と二〇一八年度末を比較した。五〇代、六〇代で減少し、七〇代以降で大きく増加している。すなわち、図5-1の七〇代以降の患者増は、認知症の在院患者増で説明できる。五〇代、六〇代の若年認知症在院患者の大幅な減少は、松沢病院の病棟運営方針の変化による人為的なものである。一九八七年以前の松沢病院の高齢者病棟は、まれな疾患の患者を終生入院させ、死後、神経病理解剖を行って病態研究を進めるという機能をもっていた。そのため、初老期以前に発症する若年性アルツハイマー病やピック病の患者が長期間入院していた。それに対して、現在は、松沢病院への社会の要請が変化し、学問的理由で患者を選ぶことが許されなくなった。そのため、認知症病棟といえども、精神医学的な治療が終わればすぐに退院を促すようになったので、認知症在院患者の年齢構成は、年齢階級別有病者数を反映し、後期高齢者(七五歳以降)になるほど患者数が多いということになる。

現在、松沢病院の認知症病棟における平均在院日数はおよそ九〇日で、その他の精神疾患より二〇日以上長い。認知症病棟の退院が遅くなるのは、多くの場合、退院先を見つけるケースワークに難渋するためである。これは、現在の医療、介護制度では、公立病院に入院し続けることが最も経済的負担が少ない、という事情による。特に、松沢病院の病棟は特別養護老人ホームやグループホームより快適で、医療看護体制もはるかに整っているから、患者の家族には急いで退院させるインセンティブは何もない。収入の少ない高齢夫婦世帯などでは、経済的な制約の中で松沢病院以上の施設を探すことは非常に難しい。結局、家族がない生活保護受給者など、その後の介護の質を考慮してくれる人がいないような患者だけが、福祉担当者によって、早々に低所得者を標的にした民間の有料老人ホームに送られていく。

厚生労働省の患者調査によれば、二〇一四年度末に全国の精神科病床に一年以上入院していた七五歳以上の患者五万一二〇〇人のうち、二万四〇〇〇人(四六・九％)が認知症の患者であった。民間精神科病院が、認知症高齢者を長期入院させて空床を減らしているという批判があるが、精神科病床であれば、精神保健福祉法等に基づく定期的な監査もあり、一応の法手続きも整っているのに対して、身寄りのない低所得の高齢者を標的にした、いわゆる貧困ビジネスが管理する施設は、巧みに法規制の網を潜り抜け、入所時の法手続きも不明確で、入所後の人権擁護もはなはだ希薄である。行政の福祉担当者、ケアマネージャー、第三者後見人といった人たちも、施設に入所させてしまえば、その後のケアにはほとんど関心をもたない。言うまでもなく、精神科病院は、認知症患者が終の棲家としてケアを受ける場所ではない。激しい行動障害、精神症状の治療が終了したのち、身寄りのない低所得の高齢者でも安心して住むことができる場所を提供しなければならない。

ここまで述べてきたように、現在、日本の精神病床が徐々に減少しているのは、地域医療に転換しようという政策的誘導が成功しているからではなく、統合失調症の好発年齢人口が減少していることによる自然減だと考える方が合理的である。もちろん、今後もこの年齢人口の減少が続けば、精神科病床は減少するが、入院中心の精神医療から地域生活を重視した精神医療への転換という政策課題が、ほとんど成果を上げていない可能性が高いという事実は直視すべきである。

統合失調症を中心とする精神疾患について、地域生活を基盤にした治療モデルへの転換がうまくいかないのは、高齢の認知症患者が精神病床に長く留まる理由と同じである。地域生活支援モデルが、臨床を知らない学者と、精神障害者の生活にはさしたる関心がない中央官僚の作文だからだ、と私は思う。郊外に立地することが多い精神科単科病院に比較して、生活圏の中にあり、地域精神医療の柱となることが期待された総合病院の精神科病床がどんどん閉鎖に追い込まれているということにも注意を要する。精神科単科病院の患者減少が、人口構成の変化に大きく影響されているのに対して、総合病院の精神科病床減少は、もっぱら医療政策の不具合による。

厚労省は二〇二〇年度の診療報酬改定で、重度慢性の統合失調症患者に有効だといわれているクロザピンの処方や、mECTといった治療法に診療報酬上のインセンティブをつけ、薬物療法が奏功せず、長期間、精神科病院に入院している重度慢性患者の退院を促そうとしている。

しかしながら、松沢病院の長期在院患者についてみれば、こうした方法で退院が促進される見通しはない。診療報酬による誘導以前から、松沢病院では必要な患者には、mECTであれ、クロザピン処方であれ、躊躇なく行える環境が整っていた。先に述べたように、にもかかわらず長期在院患者の割合は一〇%前後で下げ止まっている。

崎川らは、二〇一五年一月一日に、松沢病院に一年以上在院していた全患者、一九二人の治療状況を調査し、退院を阻害する要因を検討した。これによれば一九二人は退院阻害要因の特徴によって七つのクラスターに分類される。三八%を占めた一番目のクラスターは、退院しても、怠薬によってまもなく再発して再入院に至るというエピソードを繰り返し、徐々に在院期間が長くなる患者群(アドヒアランス不良群)である。二番目は二三%を占める触法履歴群。入院前に社会を震撼させるような事件を起こしていて、長い年月が過ぎてもそのことを理由に地域が受け入れを拒む患者群である。三番目は一八%を占める治療停滞群で、さまざまな事情で患者、治療者ともに退院へのモティベーションが下がって現状維持に甘んじている患者群である。さらに、身体合併症治療によって入院が長期化している四番目の患者群が九%、幻覚、妄想などの陽性症状は治まっているが、統合失調症の陰性症状や長い入院生活によって意欲を欠き、日常生活を自分の意思で遂行できない五番目の患者群が五%、身体に致命的な疾患をもち、終末期ケアを受けるために入院している六番目患者群が四%と続き、最後の三%が、一般的な薬物療法等には反応しにくく症状が安定しない七番目の患者群である。

これらの患者のうち、クロザピンによって退院の可能性が高まる患者は、最後の治療抵抗性の症状不安定群三％の一部である。最も多くを占める、三八％のアドヒアランス不良群の一部に対しては、定期的な入院によるｍＥＣＴ維持療法が奏功する可能性もある、といったところである。実際、松沢病院で長期在院患者を退院させることに成功するのは、病棟医、看護師が、粘り強く患者に退院を促し、反対する家族を説得し、精神保健福祉士・精神科ソーシャルワーカー（ＰＳＷ＝Psychiatric Social Worker）が、強力なソーシャルワークによって地域資源を賦活化し、これを十分に利用できたときである。結局、精神科病院に長期間入院している患者の退院を促進するために最も重要なのは、適切な薬物療法と社会心理的治療、強力なソーシャルワークであって、クロザピンでもｍＥＣＴでもない。

精神医療は進歩しているか

図５-４は、一九八五年に私が行った研究の一部である。年齢別に、その年の入院患者数から退院患者数を引いた数字で、これが正であれば、退院患者の方が少ないので、この年代の患者が病院にたまりやすい、ということを意味する。ちなみに年齢が四歳刻みなのは、私が八五年にロンドンに留学することが決まり、急いで研究を切り上げたためであってそのほかに意図はない。一見して明らかなとおり、当時の松沢病院には、病院にたまりやすい年齢階級が二峰性の分布を示していた。一つめのピークは二〇～二三歳、二つ目のピークが四四～四七歳であった。松沢病

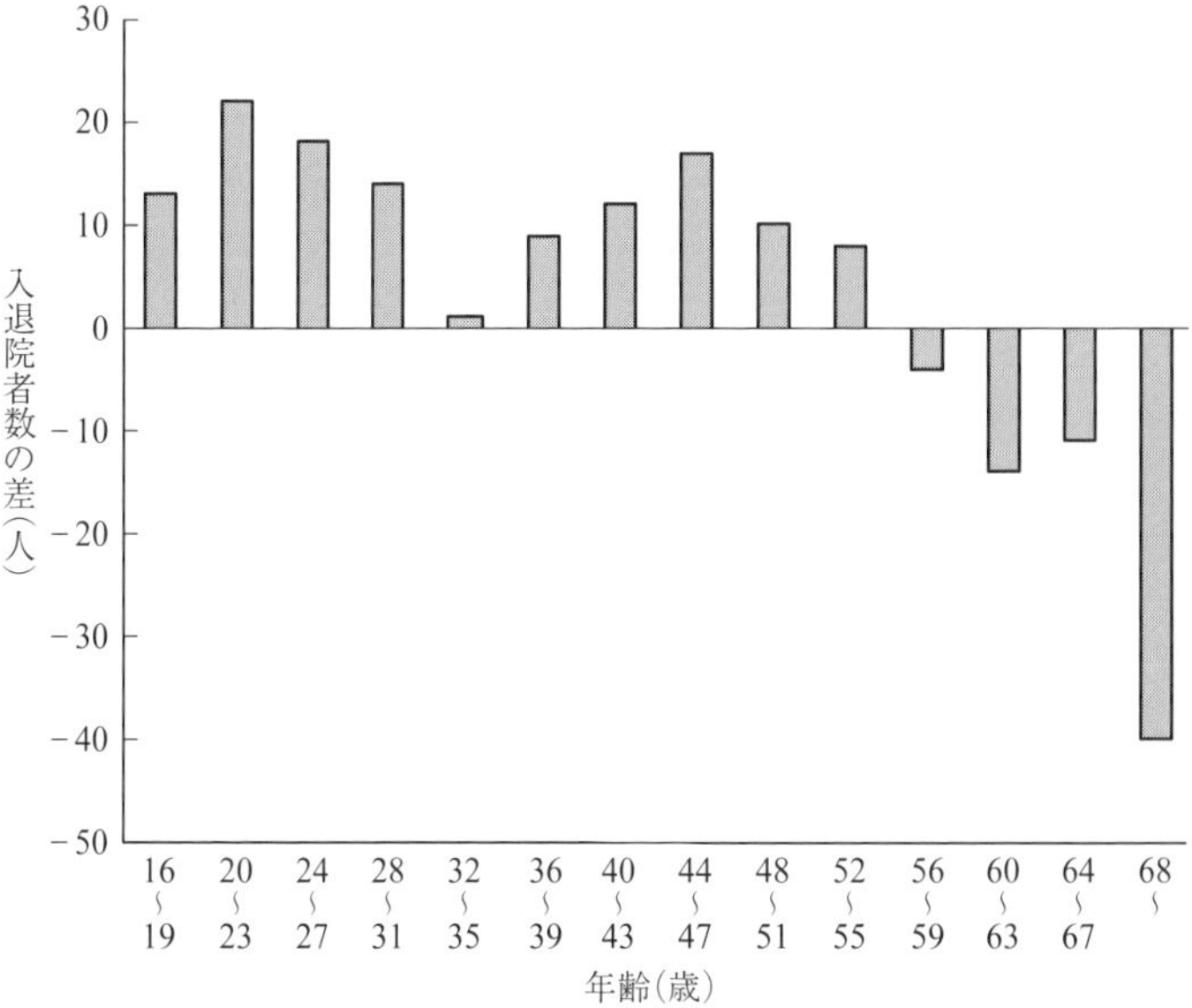

図 5-4　松沢病院における年齢別入退院数の差(1981〜84 年)

院の入院患者の過半数を占めるのは統合失調症であった。当時から、統合失調症には薬物療法によって完全に回復し、再発しない群、薬物療法は効果を上げて退院に至るが、何度も再発を繰り返して、徐々に欠陥状態に陥る群、最初から薬物療法に反応せず、初発後、徐々に悪化していく群が、それぞれ三分の一ずつを占めると考えられていた。私はこのグラフを見て、若い方の山を、統合失調症の初発で入院し、治療が奏功しないで長期間入院を続ける生物学的予後不良群、四〇代半ばをピークとする山を、入退院を繰り返しながらなんとか社会とつながっていた患者が、両親の高齢化とともに帰る家を失い、入院が長期化する社会的予後不良群と

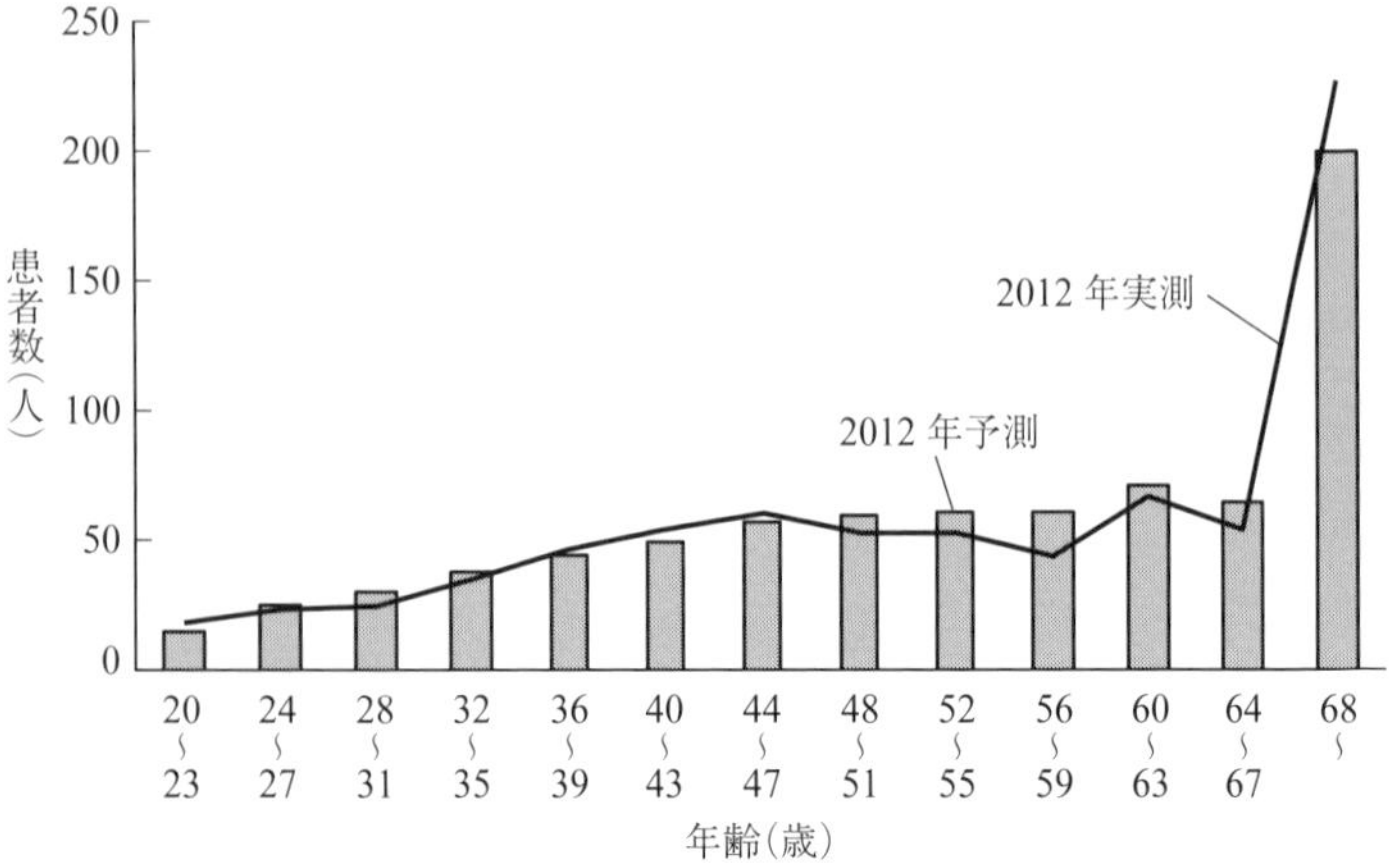

図 5-5　松沢病院における在院患者の年齢別分布．1984 年の予測と 2012 年の実測値

名づけた。私はこのグラフから、四年ごとの患者の年齢別度数分布をつくる予測式をつくって学術誌に投稿した（齋藤正彦・山田寛・益子茂・土井永史・小野田有・金子嗣郎「都立松沢病院における患者動態――患者の年齢構成を中心に」『厚生の指標』三二（一四）、一九八五年、一七～二二頁）。私は留学後、この研究をさらに掘り下げることなく月日が流れた。

二〇一二年四月、松沢病院にもどった私は、この年が、研究を終了した一九八四年から数えて二八年目、つまり四の倍数年であることに気づき、慰みに、自分の予測式が正しかったかどうかを調べてみようと思った。私の予測値が図5-5の棒グラフ、折れ線グラフが一二年の実測値である。認知症病棟の増加によって高齢者が増え、一二年の新病棟移転前に、長期在院患者を転・退院させたために五〇代の患者が若干予測値を下回っているが、全体的に見れば予測値と実測値はおおむね一致している。私の予測式は、一九八一年から八四年までの四年間の入・退院情報のみを元にしてつくられている。もしも、これが偶然の一致でないとすると、八四年から二〇一二年までの二八年間、図5-4のような入・退院パターンが続いたことになる。院長室のパソコンでこのグラフを見たとき、私は、予測がほぼ的中してうれしかったというより、精神医学は三〇年近く何をしていたのだろうかという落胆を覚えた。三〇年の間多くの薬物が開発され、社会生活を支援するためのシステムも発達したはずだ。にもかかわらず、その結果、統合失調症を中心とする精神疾患患者の人生に、大きな変化がなかったのではないか、と思ったからである。

しかし、その後の九年間、松沢病院における精神科治療の状況には確実な変化が見えている。一九七八年から二〇一八年の間の統合失調症入院患者の年齢別分布を調べ、この期間で最も入院患者が多かった年と一八年を比較すると、この間の人口減少を考慮しても、ほぼすべての年齢層で大きな低下が起こっている。この中で最も低下率が高いのは、私が一九八四年の研究で、生物学的予後不良群、社会的予後不良群と名づけた年齢層なのである。つまり、効果の大きい薬剤の種類が増えたために、退院が難しいほど治療困難な統合失調症患者は減少したこと、同時に、日本社会全体の核家族化の結果、比較的若いうちから家族と離れて自立した生活をする患者が増えたため、親の高齢化が、患者の社会生活維持に与える影響が小さくなった結果と推測される。ここでも、私は、この一〇年間に起こっている変化が、精神障害者の地域生活定着を促す政策の結果だ、と評価することには後ろめたい思いがある。副作用が少なく、安全で服用しやすい薬物の改良が進んだことと、統合失調症患者に早期の家庭的自立を促す社会構造の変化が起こったことが、結果として統合失調症患者の精神科病院への長期入院を減らしただけではないのか。

松沢病院オープンホスピタル構想

松沢病院のオープンホスピタル構想については、前章ですでに触れた(一二五ページ)。松沢病院オープンホスピタル構想は、松沢病院の医療資源を地域の医療機関に開放すること、外来診療の一部を地域の医師に担ってもらうこと、地域のクリニックから入院した患者の入院医療に、クリニックの医師に関与してもらうことを大きな骨組みとしている。これによって、松沢病院がもっている豊かな医療資源を地域医療に活用できる。同時に、高額な検査機器の稼働率が上がって経営にも利点がある。外来診療を手伝ってもらうことで常勤医は入院治療に専念できる。しかし、松沢病院オープンホスピタル構想には、もっと大きな目標がある。松沢病院が周辺の医療機関と結びつき、新しい地域医療を展開することである。

松沢病院で仕事をしていると、精神科の最前線で頑張っているのは自分たちだけだという錯覚に陥りやすい。若い病棟医が、ベテランの診療所の医師に対して横柄な態度になったり、地域の特性、患者の社会資源の状況を十分把握しないまま、不十分な治療状況で退院させてしまったりといったことがまれならず起こる。

松沢病院の入院治療がうまくいったとしても、それは必ずしも医師の実力ではない。病棟看護師が患者の服薬を確認し、生活の指導をし、話を聞いていることが、患者の回復を促している。さらに、松沢病院の医師は、薬価にかかわりなく、自由に薬が選択できる。新しい薬があれば、迷わず試すことができる。そういうことが重なって、入院後の治療効果が上がる。

若い医師が、クリニックで治療が難渋した患者を回復させると、それがあたかも自分の実力であるかのように錯覚する。オープンホスピタルのシステムを使って、クリニックの主治医が病棟治療に参加すれば、患者の事情に合わせた治療が可能になる。地域で生活する精神障害者にとっては、入院によって治療が寸断されることを免れ、一貫したポリシーで主治医とともに病気をコントロールすることが可能になる。一方、若い松沢病院の病棟医にとっては、生きた臨床医学を学ぶ機会が増え、根拠のない自信による自我肥大を防止することにもつながる。

精神科病院という閉ざされた空間が地域医療とつながることで、精神科病院を特殊な場所から、地域に開かれた場所に変える。地域に対して精神障害者の受け入れを要求するのではなく、自分たちが地域に対して心を開く。それがやがて、医療と関係のない地域住民の松沢病院観をも変えていく。

精神医療を開かれたものにするというこの試みは、少しずつ実を結びつつある。オープンホスピタルに加わっている医師のうち二人は松沢病院のＯＢである。松沢を離れて病院やクリニックで働く医師と、病院に残って仕事を続ける医師とが接触する機会が増えれば、松沢病院の医療の質が上がり、同時に東京の精神医療全体の底上げにもつながる。

一〇〇年後の松沢病院

私は二〇一二年に松沢病院の院長となったとき、病院のパンフレットに書かれていた「精神科のリーディングホスピタルとして」という言葉に違和感を覚えた。私の目には、精神医療の場には、まだ、本質的な先端的《リーディング》医療など存在しないと思っていたからである。現在、私たちが使用している向精神薬の大部分は、二〇世紀中葉に開発された薬物を改良した化合物である。副作用が少なく、患者の飲み心地もよくなって、医師の指示を守らず服薬を中断する患者の数は格段に減った。そのことが、長期的な患者の社会生活予後を改善していることは事実だが、その効果が統合失調症を治す、とか、アルツハイマー病の発症を止めるとかいった効き方ではなく、所詮、症状を軽くするに過ぎない。

私が松沢病院に来る少し前からマスコミに取り上げられ、うつ病の診断精度を格段に上げると喧伝された方法に光トポグラフィーがある。しかしこれは、結局、うつ病の治療に革新的な効果を示すこともなく忘れ去られようとしている。PET(positron emission computerized tomography=ポジトロンCT)やMRIを応用した機能画像検査も、研究には大きな力となったが、精神科の治療を革新的に変革する兆しはない。そもそも、精神医療に「リーディング」な治療法などない、というのが当時の私の気持ちだった。

しかし今、私は松沢病院が日本の臨床精神医療をリードしているという実感をもっており「リーディングホスピタル」としての自覚と責任をもたなければならないと思っている。とはいえ、それは、先進的な治療法をもっているということでも、大勢の有名な専門医をそろえているという意味でもない。松沢病院は、患者を縛らず、隔離時間を短縮し、患者の人権に十分な配慮をしている。標準的な治療薬を用い、標準的な社会・心理的支援を行っている。すべての入院、外来患者に定期的に身体健診を行い、異常があれば、内科医、薬剤部と相談して処方を改めている。松沢病院が、リーディングホスピタルたるゆえんは、長い歴史の中で、社会から疎外され、十分な医療を受けることもできずにいる精神障害者に、当たり前の治療法を提示して個々の患者に適したベストミックスを考え、患者を対等な人として遇しようとしていることということに尽きる。

一〇〇年前の呉秀三が掲げた目標を、今日、私たちはまだ完全には達成できていない。しかしながら、一〇〇年前、呉秀三が孤軍奮闘して進んだ道を、私たちはたくさんの同志とともに進んでいる。現場の医師が、看護師が、ソーシャルワーカーが同じ理想に向かって進むことができれば、院長が代わっても時代が逆戻りすることはない。一方で、松沢病院という巨人が果たす役割の将来については測りがたい。松沢病院は都内の精神科病院、総合病院、クリニックとの連携の中に存在意義を見いださないかぎり、存続することはできない。私自身は、現在のような形での病院の存続にこだわる必要はまったくないと思っている。松沢病院オープンホスピタル構想は、将来の松沢病院のあり方に関する一つの解であると私は思う。

松沢病院は、時代の先端を走るリーディングホスピタルではない。私たちは、自分たちより後ろに、取りこぼしを残さない、最強の後衛でありたいと思っている。

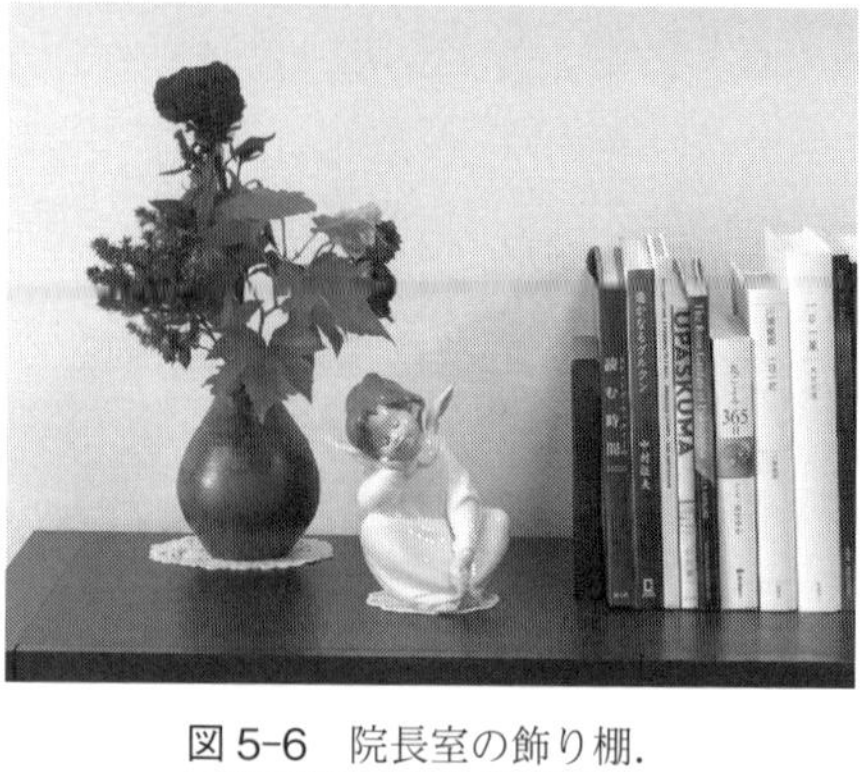

図 5-6　院長室の飾り棚.
写真撮影：鈴木真理子

おわりに――コロナ禍に一〇〇年後を思う

松沢病院に残したかったもの

二〇二〇年元旦、松沢病院の全病棟を回診した。正月は外泊する患者も多く、病院は静かでのんびりしていた。廊下の電気が消え、あたりに人気のない院長室にもどって、松沢病院長として最後の一年、残された日々で何をなすべきかを考えた。呉秀三は松沢病院のレジェンドになったが、その思想は、松沢病院のレガシーにはならなかった。私が呉のようなレジェンドになることはあり得ないけれど、九年前から進めてきた病院の改革を後退させず、病院の思想として根づかせ、病院のレガシーとして残すためにはどうしたらよいのだろう。

しかし、一月が過ぎ、二月を迎え、三月に入るころ、私には、最後の一年をどう過ごすかなどと考えている余裕はないということが明らかになった。一月には、対岸の火事のように眺めていた新型コロナウイルス感染症の火の粉が、あっというまに足下に飛び火し、瞬くまに日本中を覆い尽くす大火になったからである。

二月中旬以降、松沢病院は新型コロナウイルス感染者を受け入れる準備をはじめた。精神に障害のある人であっても、こうした感染症については専門の総合病院で医療を受けるべきであるというのは正論だ。しかし、病棟内を徘徊する認知症の高齢者、内科医の指示を守れない統合失調症の患者は、総合病院にはなかなか引き受けてもらえないということを、合併症医療を行っている松沢病院の職員なら誰でも知っている。三月に入って国内感染者数が増加しはじめた。松沢病院でも、精神に障害のある新型コロナウイルス感染者の受け入れのための準備を急いだ。三月二五日、私は、病院の各部署の責任者を集めた定例の会議で、多額の税金で運営される松沢病院に、塀の外に堀を掘り、中に籠城してウイルスを一歩も院内に入れないという戦い方はない、と訴えて協力を求めた。誰一人、異論を唱える職員はいなかった。精神障害者が感染し、一般の病院で治療できなければ、松沢病院は門を開き、積極的に治療を引き受けなければならない。

四月一日、松沢病院は病院をあげて新型コロナウイルスとの戦いを開始した。この文章を書いている八月上旬、この戦いの先行きはまだ見えてこない。松沢病院は、それまでの四か月あまりの間に、およそ五〇人の新型コロナウイルス陽性患者の入院を引き受け、五〇〇人近い「疑い患者」の検査や治療を行ってきた。当初、一八床ではじまった新型コロナウイルス感染対応病棟は、途中、患者の急増に応えるため二七床まで増やした。病院なんだから当たり前じゃないか、と言わないでいただきたい。松沢病院は感染症指定病院ではない。スタッフの数も治療用の装備も、総合病院とは比較にならないほど貧弱である。四月はじめ、受け入れを開始した当初からすでに病院の防護具の備蓄は底をつき、日常診療に用いる使い捨てのサージカルマスクは、病棟職員一人につき、一週間に二枚しか配給できなかった。感染エリアに入るためのN95という特殊なマスクは、本来、一回使用したら処分すべきものである。にもかかわらず、感染エリアの出入り口にぶら下げた、職員名を書いたビニール袋に各自保管し、何日も使い回した。マスク、ガウンなど感染防護具の不足が一息ついたのは、ようやく七月になってからである。そういう状況下でも、病棟を担う職員はいうまでもなく、外来窓口、院内の清掃、物流を担う協力企業の職員も、本当によく頑張ってくれた。

八月三日、「NHK Eテレ」が、松沢病院の新型コロナウイルス対応に関するドキュメントを放映した。こうした状況のもとでも淡々と業務をこなす職員の映像を見ていて私は思った。レガシーを残そうなどという思い上がりは捨てたほうがよい。黙っていても、現場の職員はよくやってくれている。病院は変わった。若い職員が、新しい松沢病院をつくってくれる。時期が来たら、老兵は静かに消え去ればよい。

信なくんば立たず

二〇二〇年春、私はたまたま、BBCワールドニュースで、スコットランドのニコラ・スタージョン首相の演説を聞いた。声を張り上げるわけではなく、やたらに深刻な顔をするわけでもなく、奇妙な造語で人の心を不安にすることも、意味不明のフリップを振り回すこともない。外国人の私にもよくわかる簡単な英語で、まっすぐカメラを見つめ、新型コロナウイルス感染が拡大しているスコットランドの状況を国民に説明し、一人ひとりの国民がとるべき行動を具体的に説き、政府が何をしているかを静かに語り、こういうときだからこそ、互いに助け合い、協力して難局を乗り切ろうと訴えていた。「苦しいとき、人は人との結びつきを求めるが、今、私たちは、人と距離を取るように求められている。こういうときこそ、さまざまな手段でコミュニケーションを図ろう」「私たちは、今、激しい嵐に翻弄されている。いつ、乾いた土地にたどり着けるのか、私にもわからない。スコットランドの首相として私は、今の時点で、皆さんを安全に導くことができると約束することはできない。私は、皆さんの助けを必要としている」、それでも「私たちは必ず、現在の事態を切り抜けることができる、切り抜けてみせる。皆さんの協力に感謝する」と結ばれた。

一方、台湾では蔡英文総統率いる政府が、一月はじめからいち早く中国との人の往来を制限してウイルスの水際対策を実効有らしめ、計画的なマスクの配布等でパニックを未然に防いだ。公衆衛生の専門家である副総統ら政府高官が必要な情報を発信し続け、国民の不安を鎮めるのと並行し、ＩＴを駆使して感染拡大を防ぎ、市民用マスクから患者収容のための陰圧病室まで管理して混乱を防いだ。

スコットランドと台湾の政府は、危機に直面して正しい情報を発信し続けたこと、国民に、ただ自制を呼びかけるのではなく、具体的にパニックを防ぐ手段を講じたこと、さらに、この、未曽有の健康危機に直面して、正しく状況を把握し、物事の優先順位を決めて、果断に有効な措置を講じたという点で共通している。スコットランドは、長く、イングランドの支配を受けており、イギリス連合王国の首相がPrime ministerと呼ばれるのに対して、スコットランド首相は、First ministerである。首都エジンバラにある城郭の大砲は、今でも正確にロンドンの方角をにらんでいる。一方の台湾は建国以来、中国の巨大な政治的・経済的・軍事的圧力にさらされてきた。

現在のような非常時、政治のリーダーや官僚機構が、民衆を混乱させずにリードできるかどうかは、彼らが平時から国民の信頼を勝ち得ているかどうかにかかっている。嘘をついて恥じらいもなくしらを切り通した政治家、政治家の嘘を守るために平気でいかさまを働いた役人に、国民の信頼を得ることはできない。緊急事態に立ち至ったとき、そういう政治家や役人が何を語っても、国民はどこかに嘘があるのではないか、われわれだけに犠牲を強いておいて、どこかに甘い汁を吸っているやつがいるのではないか、という疑念を禁じ得ない。疑心暗鬼がパニックを引き起こす。誰も経験をしたことのない現在の状況のもとで、必ず成功する施策などありはしない。失敗したとき、落ち着いて試行錯誤を繰り返すためには、みんなの信頼が不可欠だ。先行きが不確かな事態こそ、リーダーの信頼がものをいう。「信なくんば立たず」である。

私は、高度成長期のまっただ中で社会人生活をスタートさせた。医療、福祉に関する予算は毎年拡大するのが当たり前だった。しかし、職業人生を終えようとする現在、日本の経済は下降曲線をたどっており、今般の新型コロナウイルス感染症騒動が経済的困難にさらに拍車をかけている。都立病院の医療は、大きな曲がり角にある。東京都は、新型コロナウイルス感染症が社会を席巻しているまさにこのとき、都立、公社病院の地方独立行政法人化を進めようとしている。しかし、私には、今回、東京都が進めようとしている都立病院独立行政法人化の先に、松沢病院の経営について明るい光は見えてこない。現在進められている東京都の病院独立行政法人化には、官僚機構の弊害を取り除く処方箋が何も含まれていないからである。都立病院に、経営改善の光が見えないということは、東京都の行政的医療そのものの将来が危ういということである。

私が都立病院の院長として自らの行動指針としてきたことは、嘘をつかないことである。患者に嘘をつかない、職員に嘘をつかない、納税者に嘘をつかない。私はこの本の中で、硬直した官僚機構が松沢病院の効率的な運営を妨げていることを繰り返し指摘した。したがって、都立病院の経営形態を変えることに異存はない。しかし、その前提となるのは、山積する現在の経営課題をクリアできる組織改編と、その効果を正しく見通し、長期的な収支見通しを明らかにし、職員の生活設計、患者が受ける医療サービスの変化についてできるだけ正しい情報を示すことである。大きな組織改編に反対があって当然、見込み違いがあって当然である。とりあえず、都合の悪いことにはすべて蓋をし、よいことだけを喧伝して既定方針を貫く、という官僚的な「医療改革」がうまくいくとは到底思えない。

一〇〇年先の精神医療

一九一九年、呉秀三によって建設された広い敷地にいくつもの病棟が点在する松沢病院は、二〇一二年に現在の診療棟ができるまで、移転当時の形態を維持していた。そこで行われる精神医療も、本質的に変わることはなかった。第二次世界大戦という、日本社会がひっくり返るような出来事が起こっても、一〇〇年間ほとんど変わらなかったことになる。明治維新の混乱によって生まれた東京府癲狂院が松沢病院となり、第二次世界大戦後の混乱を経て肥大化したことは、すでに書いた。敗戦によって社会の構造が大きく変わっても、精神障害者を社会から排除しよう、見えない場所に置こうという人びとの気持ちに変化がなかったからではないかと私は思う。

一〇〇年かかって二〇一二年、松沢病院は普通の病院と同じように、長期療養ではなく、治療をする病院となった。それだけではない。呉秀三がたった一人で行った「患者を拘束しない」という改革を、私は多くの職員の協力で成し遂げることができた。一〇〇年の間に、障害者であろうとなかろうと、人間を縛ってはいけないという思いを、多くの職員が共有する社会になっていたからだろう。それでもこれは、松沢病院の建物の中での話である。私たちの社会は、障害者を受け入れ、ともに生活を営むのが当たり前という理想からはいまだに遠い。人種差別も、宗教対立も、つまるところ、異質なものへの不寛容が原因であり、その源にあるのは、異質なものへの恐怖である。現在なお、自分と異質のもの、合理的思考では受け入れがたいものを、自分の視野から取り除いて、なかったことにしたいという私たちの心性は、ほとんど変化していない。

松沢病院の巨大な建物を不要にさせるような変化がこれから一〇〇年の間に起こるだろうか。精神疾患を根治するような薬物ができれば、精神障害を恐れる気持ちは消えるかもしれない。しかし、統合失調症の根治薬をつくることは困難である。もちろん、統合失調症の一部、あるいは特殊な型の統合失調症を根治する薬物が発見される可能性は低くない。しかし、統合失調症は単一の疾患ではない。多くの内因がからまり、さまざまな外因が病を起こし、その症状を規定する。先に述べたとおり、現在、統合失調症の入院患者が減少しているのは、主として発症危険年齢の人口が減少しているからであって、治療法が進化したからでも、社会の受け入れがよくなったからでもない。これからも、患者数が激減するような治療法が出てくる可能性が高いとは、とても思えない。

生物学的な治療を含め、精神障害者の側のありようを大きく変更することが難しいとすれば、患者を受け入れる社会の側が大きく変わらなければ、松沢病院を含む精神医療のありようも大きく変化することはない。これまで繰り返し行われてきたはずの、精神医療の地域移行、病院から地域へという政策が、ほとんど効果を上げてこなかったのは、地域移行、地域医療と言いながら、結局、精神に障害をもつ人を、それ以外の人に同化させることばかり考えていたからだ。医学が進歩して、統合失調症の治療が可能になったとしても、差別、排除の対象となる疾患は必ず出てくる。社会が変わるとはすなわち、私たちが変わるということである。松沢病院に象徴される大きな精神科病院が消えるときが来るとすれば、それは自分たちの理解できないものを恐れ、排除する気持ちを私たちが克服し、自分たちとは異なるものと共存できる寛容な社会を築くことができたときである。

寛容な社会とは、正規分布の中央にいる圧倒的マジョリティーが、両端にあるマイノリティーに対して同化を強いるのではなく、あるがままの多様性を受け入れる社会である。現在の世界の政治社会情勢は、こうした方向とはむしろ真逆、不寛容な社会に向かって雪崩を打っているように見える。しかし、多様性は自然の摂理である。多様性を否定した不寛容な人間社会は自然の摂理に反する。人類のエゴと傲慢の奔流を私たちの理性が統御できなければ、私たちの文明に未来はない。

謝辞

私はこの病院で精神科医となり、二十余年を経て院長として再びこの病院で時を過ごした。若い日に、ともに働いた職員が次々と定年を迎え、私もまもなく病院を去ることになる。私を導いてくれた先輩、ともに切磋琢磨してきた同僚たちに心から感謝をささげる。職業人生の最後に、私を院長として松沢病院という大舞台に引き上げてくださったのは、松下正明一六代院長、岡崎祐士一七代院長である。お二人のおかげで今、私はここに立っている。

本書は、二〇一九年三月一五日に、精神科医の中澤正夫先生が主催する五叉路《ごさろ》会での講演がきっかけとなって生まれた。五叉路という会の名前は、東西南北どちらに行っても行き止まりの精神医療改革を、五つ目の道を進むことで成し遂げようという意味だと中澤先生からご教示を受けた。この日、私は「公立精神科医療機関がこれから果たすべき役割」というテーマでおよそ一時間の講演を行った。この講演会のあと、聴衆の一人として参加していた岩波書店の猿山直美さんから出版のお誘いを受けた。

思えば、私の人生は、自力で道を切り拓くということがなく、誰かの意思に導かれるように歩いてきた。私が誇れることは、自分で切り拓いた道ではなくても、いつも与えられた道を一所懸命に歩き続けたということだ。今回もまた、オファーがなければ、こうして自分の行動や思想を文章にすることはなかっただろうと思う。この出会いをつくってくださった中澤正夫先生、出版をコーディネイトしてくださった猿山直美さん、私の書くすべての原稿に目を通し、適切なアドバイスをしてくれる秘書の鈴木真理子さんに感謝する。

齋藤正彦

二〇二〇年八月

参考文献

岡田靖雄『私説 松沢病院史 1879～1980』岩崎学術出版社，1981年
金子嗣郎『松沢病院外史』日本評論社，1982年
横山百合子『江戸東京の明治維新』岩波新書，2018年
松山恵『都市空間の明治維新――江戸から東京への大転換』ちくま新書，2019年
内村祐之『わが歩みし精神医学の道』みすず書房，1968年，27-28頁
岡崎昌『癲狂院より』洛陽堂，1919年
野村章恒「心因性精神病殊ニ拘禁性精神病ニ関スル臨床的知見」『精神神経学雑誌』41(3)，1937年，121-189頁
内村祐之・古川復一「(学会報告)戦時下の精神病院統計」『精神神経学雑誌』44(10)，1940年，834-835頁
内村祐之・菅修「(学会報告)精神病院経理に対する作業療法の役割」『精神神経学雑誌』45(5)，1941年，252-253頁
立津政順「戦争中の松沢病院入院患者死亡率」『精神神経学雑誌』10(5)，1951年，596-605頁
阿部大樹・齋藤正彦「戦時下の松沢病院」『日本社会精神医学雑誌』25(2)，2016年，141-148頁
吉松捷五郎「進行麻痺患者の配偶者を発端者とせる精神病遺伝負因調査」『精神神経学雑誌』47(6)，1943年，274-281頁
岩田正美『貧困の戦後史――貧困の「かたち」はどう変わったのか』筑摩選書，2017年
松沢病院移転促進会会長「松沢病院移転促進請願書」1958年11月
Binding, K.・Hoche, A.，森下直貴・佐野誠訳『「生きるに値しない命」とは誰のことか――ナチス安楽死思想の原典を読む』窓社，2001年
木畑和子「第二次世界大戦下のドイツにおける「安楽死」問題」井上茂子ほか編『1939――ドイツ第三帝国と第二次世界大戦』同文館，1989年，254頁
吉益脩夫「精神病質と犯罪――双生児研究よりみたる犯罪者の遺伝素因と環境の意義」『精神神経学雑誌』45(9)，1941年，455-531頁
阿部良男「本邦人における混合精神病の研究」『精神神経学雑誌』48(3)，

1944年，135-171頁
内村祐之・秋元波留夫・菅修他「東京府八丈島住民の比較精神医学的併びに遺伝病理学的研究」『精神神経学雑誌』44(10)，1940年，745-782頁
立津政順「本邦人の精神疾患負荷に関する研究」『精神神経学雑誌』49(5)，1947年，71-75頁
松原洋子「戦時下の断種法論争——精神科医の国民優生法批判」『現代思想』26(2)，1998年，286-303頁
松原洋子「戦時期日本の断種政策」『年報科学・技術・社会』(7)，1998年，87-109頁
齋藤正彦・荻原隆二・鈴木二郎「ロボトミー手術を受けた慢性精神分裂病患者のCT像」『CT研究』6(4)，1984年，457-466頁
OECD “Review of Health Care Quality Japan 2015: Raising Standards”, OECD Publishing, Paris，2015年
齋藤正彦・山田寛・益子茂・土井永史・小野田有・金子嗣郎「都立松沢病院における患者動態——患者の年齢構成を中心に」『厚生の指標』32(14)，1985年，17-22頁

齋藤正彦

1952年生まれ．東京大学医学部卒業．都立松沢病院精神科医員，東京大学医学部精神医学教室講師，慶成会青梅慶友病院副院長，慶成会よみうりランド慶友病院副院長，翠会和光病院院長などを経て，2012年から都立松沢病院院長，2021年から同病院名誉院長．医学博士，精神保健指定医．主な研究テーマは老年期認知症の医療・介護，高齢者の意思能力，行為能力に関する司法判断．
著書に『親の「ぼけ」に気づいたら』(文春新書)，監修に『家族の認知症に気づいて支える本』(小学館)，編著書に「臨床精神医学講座」『第22巻 精神医学と法』『S5巻 精神医療におけるチームアプローチ』(中山書店)，『認知症医療・ケアのフロンティア』(日本評論社)，『私たちの医療倫理が試されるとき』(ワールドプランニング)などがある．

都立松沢病院の挑戦——人生100年時代の精神医療

2020年11月5日 第1刷発行
2021年11月15日 第3刷発行

著 者 齋藤正彦《さいとうまさひこ》

発行者 坂本政謙

発行所 株式会社 岩波書店
〒101-8002 東京都千代田区一ツ橋2-5-5
電話案内 03-5210-4000
https://www.iwanami.co.jp/

印刷・精興社 製本・松岳社

ISBN 978-4-00-061433-7 Printed in Japan